Dedicado a mis hijos Shawn y Brian, ya que fueron mis mejores maestros.  A mi esposo Miguel, por apoyar mi maternidad y lactancia al máximo.  Y a todas esas madres y criadores que de una forma u otra compartimos y aprendimos las unas de las otras.  ¡Gracias por permitirme ser parte de sus vidas!

**Tabla de Contenido**

## Introducción

¿Estás considerando, o estas lactando a tu bebé de más de un año? ¿Estás considerando destetar, o te preocupa si tu bebé trotón (termino que se utiliza para describir a los infantes mayores de 12 meses) está lactando muy poco o está lactando demasiado? Cuando uno comienza la lactancia muchas veces tenemos una edad preestablecida de cuánto tiempo vamos a lactar. Pero la experiencia de tantos años trabajando en este campo del embarazo, parto, lactancia y crianza me dice que muchas de nosotras alcanzamos y sobrepasamos esa edad que pensábamos en que era apropiado destetar.

Si estás leyendo este libro, quizás ya pasaste esta edad preestablecida, y te encuentras lactando un trotón…o por el contrario, quizás tu bebé ni siquiera tiene un año, pero disfrutas tanto de la lactancia que te gustaría seguir lactando por mucho más tiempo. O por el contrario, ya llegaste a la edad preestablecida, y ahora no tienes ni idea de cómo destetar.

En este libro encontraras muchas respuestas sobre la lactancia a término, sobre lactar a un trotón, como también como destetar apropiadamente. Como siempre recalco, recuerda que la relación de cada pareja lactante es única, y la información que aquí se te brinda es que tomes tu propia decisión con CONOCIMIENTO!!!

# Parte I. Lactancia a Término

**Introducción a la lactancia a termino**

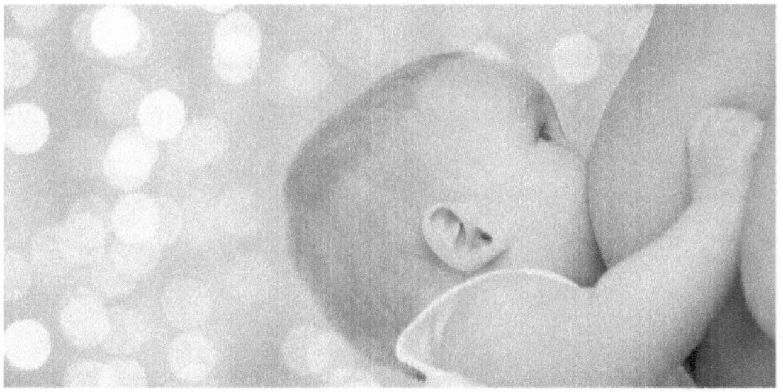

Muchos desconocen que hay muchos beneficios de la lactancia a término, tanto para la madre o persona lactante, como para el infante.  La Academia Americana de Pediatría enfatiza que no hay ninguna evidencia científica que diga que la lactancia a término puede causar algún efecto negativo, ni psicológicamente ni en el desarrollo de los infantes.

La mayoría de las organizaciones relacionadas con la salud humana aprueban por completo la lactancia a término.  La Organización Mundial de la Salud enfatiza la importancia de lactar dos años o más.  La Academia Americana de Médicos de Familia menciona que la edad estimada para el destete natural para los infantes humanos es entre los dos y siete años de vida.  La Academia de Medicina en Lactancia menciona que no hay ninguna base, ni medica ni científica que indique que la lactancia a término puede causar algún daño, ni a la madre o persona lactante, ni al infante; y más bien encuentran que las practicas actuales del destete prematuro causa mucho daño.

El único impacto negativo de la lactancia a término es la opinión negativa de aquellas personas que no la aprueba. Ahora, teniendo esto como referencia, debes preguntarte si ¿vas a ceder a un destete, únicamente porque no va de acuerdo con las normas de la sociedad?

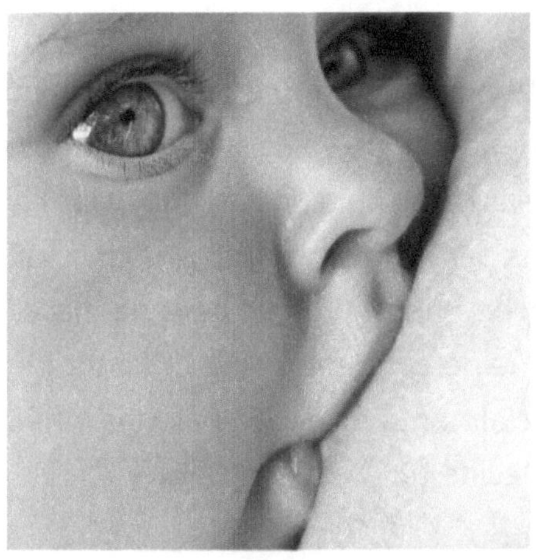

Hoy en día son cada vez más personas las que deciden lactar a sus bebés.  Y son cada vez más personas las que encuentran que disfrutan tanto de la lactancia de sus bebés que deciden continuar lactando, aun cuando inicialmente solo se habían propuesto lactar tan solo unos meses.  Sin embargo, también es mucho más común el escuchar a algunos profesionales de la salud decirles a las madres y personas lactantes que la leche humana no tiene ningún valor, ni nutricional ni inmunológico para los infantes luego de "x" edad.

Este pensamiento es totalmente incorrecto, y lo único que demuestra es lo ignorantes que están la mayoría de las personas en cuanto a la lactancia.  La leche humana, no importa el tiempo o la edad del infante,  sigue

conteniendo proteínas, grasas, y factores inmunológicos
que todos los infantes necesitan.

Es interesante que los mismo que nos dicen que la leche
humana no tiene ningún valor son los mismos que te
empujan a usar la formula por un año; y las leches
especializadas para trotones hasta los cinco años.  ¿Es
mejor una leche "vieja" (ya que lleva de meses a años
envasada), que no contienen ningún factor inmunológico;
o leche especialmente diseñada para los infantes
humanos?  Decide tú.

Los factores inmunológicos de la leche humana continúan
protegiendo al infante contra las enfermedades más
comunes y frecuentes entre los seis meses y dos años.  Es
más común que los infantes de estas edades se expongan
más a infecciones y enfermedades que en los primeros seis
meses; y la leche humana contiene los factores necesarios
que ayudan al sistema inmunológico del infante a
madurar, aparte de que ayuda al cerebro y al sistema
gastrointestinal a desarrollarse mejor.

# La lactancia a término es normal

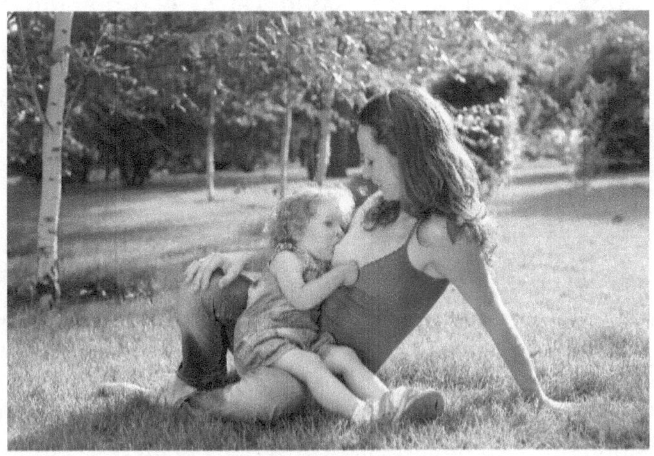

Muchas parejas lactantes que practican la lactancia a término son bombardeadas de ataques de crítica por parte de amistades, familiares, la pareja, y hasta de desconocidos.  Los factores culturales y sociales son los que tienen la culpa que la lactancia extendida no sea popular en nuestra cultura.  Es ridículo, pero la mayoría de la sociedad ve todavía los pechos como objetos de placer sexual; cuando en realidad su verdadera función y diseño ha sido siempre alimentar a los infantes.  No es de extrañarse que no pasa una semana en que no aparece una noticia en el periódico de casos en que una madre o persona lactante ha sido atacada por lactar a su infante; siendo en la mayoría de los casos la lactancia de un trotón.

La lactancia a término no es indecente, anormal o de personas raras o mal de la cabeza.  De acuerdo con la Organización Mundial de la Salud (OMS), el promedio de lactancia alrededor del mundo es de 4.2 años.  Eso quiere decir que la lactancia en muchos países del mundo es la norma.

La Academia Americana de Pediatría (AAP) recomienda que la lactancia humana debe continuar al menos durante el primer año de vida del infante y por el tiempo que sea deseado mutuamente por la pareja lactante.  También indica que la lactancia a término confiere beneficios tanto de salud como de desarrollo tanto para el infante como para la madre o persona lactante.  Por último, la AAP indica que no hay límite para la duración de la lactancia y ninguna evidencia de daño psicológico o de desarrollo cuando se lacta a un infante por tres años o más.

Por otra parte, la Academia Americana de Médicos de Familia (AAFP) recomienda que la lactancia continúe luego del primer año de vida, ya que esto ofrece considerables beneficios para la pareja lactante;  y que la lactancia deba continuar mientras ambos lo deseen.  Estos también hacen hincapié de que los infantes que se destetan antes de los dos años de vida tienen un mayor riesgo de enfermarse cuando se destetan.

La Cirujana General de los Estados Unidos, Antonia Novello (Novello 1990) dijo que dichoso es el infante que continúa lactando hasta la edad de dos años.  Por último, la antropóloga Catherine Dettwyler muestra en sus extensos estudios que los infantes están diseñados para lactar entre 2.5 a 7.0 años.

Tenemos que darnos cuenta de que la lactancia a término es una forma hermosa de alimentar y nutrir a nuestros infantes;  aparte, los extensos beneficios que trae la lactancia a término continúan por todo el tiempo que la pareja lactante desee lactar.  Por ejemplo, para las madres o personas lactantes que trabajan fuera del hogar, la lactancia es una de las formas que ayudan a "reconectarse" con el infante luego de haber estado separados el uno del otro por todo un día.  Estos lazos afectivos o de acercamiento entre la pareja lactante, a su vez, libera hormonas, que hacen sentir a la madre o persona lactante más cariñosa, y a su vez, ayudan a relajarla.

No hay un tiempo "apropiado" para el destete de un infante, ya que cada infante es único.  Son muchos los infantes que aun luego del año no están ni física ni emocionalmente preparados para dejar el pecho.  Una vez sus necesidades estén satisfechas, este de seguro ya no tendrá la necesidad de lactar.  La leche humana le provee al infante la más importante fuente de nutrición durante la

infancia.  Aun después de que se introducen los alimentos
complementarios, los beneficios nutricionales e
inmunológicos que ofrece la leche humana continúan en
optimizar su desarrollo.  La leche humana es un alimento
completo, cuyos beneficios no pueden ser reemplazados
por ningún otro alimento ni por ninguna otra leche. La
leche humana tiene las cantidades apropiadas de
proteínas y grasas que el bebé necesita para desarrollar su
cerebro como también al desarrollo de su sistema
inmunológico.

Algunos trotones lactan frecuentemente por el aspecto
emocional que les brinda la lactancia.  A veces es
simplemente para "tocar base": es decir, sentir caricias y
consuelo.  Otros solo lactan para dormir en la noche o
durante las siestas durante el día.  Y otros lactan más a
menudo cuando tienen miedo o cuando no se sienten bien
de salud.  Son muchas las que pueden asegurar que es la
mejor forma de calmar una perreta en un trotón.

Cuando una persona escoge la lactancia como la forma de
llenar las necesidades de seguridad y amor de su bebé,
muchos piensan que esto en lugar de bien lo que están
haciéndole es un mal al infante, y no dejándolo que cree
independencia.  Sin embargo, lo que ocurre es lo
contrario.  Cuando se llenan las necesidades del infante,
este aprende a confiar, lo que lo hace estar más listo para
la independencia.

La independencia no se puede ni crear ni se debe forzar. Cuando llegue el momento apropiado, se debe considerar tanto los sentimientos propios como los del infante.   El "destete abrupto", por ejemplo, puede ser física como psicológicamente fuerte para la pareja lactante.  El "destete gradual" es mucho más cómodo y saludable.  Muchas han encontrado que el permitir al infante que este decida hasta cuándo va a lactar también trae consigo sus beneficios.

# La lactancia a término...¿todavía hay beneficios?

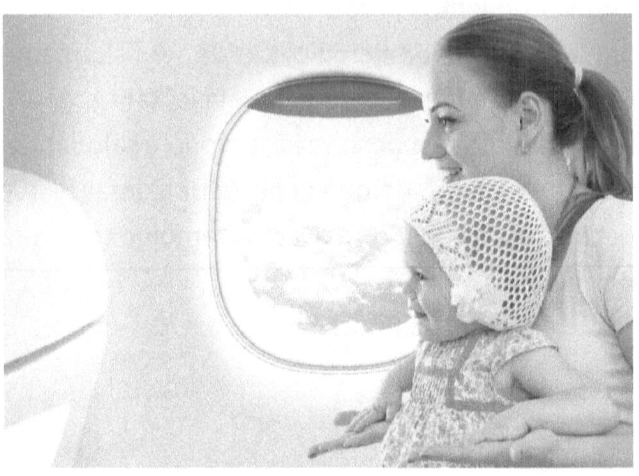

Muchas madres y personas lactantes han tenido la "desdicha" de encontrarse un pediatra u otro profesional de la salud que les ha recomendado el "destete prematuro" con el pretexto de que no hay beneficios en la leche humana luego de "x" edad.  Mientras que es algo raro en nuestra cultura ver un bebé mayor de un año lactando; en muchas partes del mundo es común ver hasta niños mayores de 4 años lactando.  Alrededor del mundo la lactancia a término es la norma.  En aquellas familias donde se permite el "destete iniciado por el infante", vemos como normal el destete de un infante a los tres o cuatro años.

La importancia de la lactancia para los infantes no lo es solo los factores inmunológicos que provee la leche humana,  o los factores nutricionales; la importancia de la lactancia a término va mucho más allá.  A los trotones les agrada lactar; y obviamente, no es solo por la leche.  El amamantar los calma, los "añoña" (ofrecerle ternura y consuelo no es algo malo), y les brinda seguridad cuando están cansados, enfermos o cuando se han dado un golpe.

 ¿Cuántas veces nos meten miedo que si lactamos por mucho tiempo tendremos un hijo demasiado apegado y dependiente de nosotros para el resto de la vida?  Sin embargo, es todo lo contrario; el proveer a los infantes amor, cariño y seguridad, ya sea a través del amamantamiento o cualquier otro modo, en realidad les ayuda a ser seres independientes.

Los beneficios que provee el amamantamiento duran todo el tiempo que dure la lactancia.  No caducan con el tiempo.  Las madres o personas lactantes también se benefician, ya que las hormonas que se producen con la lactancia (prolactina y oxitocina) relajan, lo cual sirve de gran ayuda cuando se maneja el temperamento y el cambio de humor de un trotón. Aparte de que estudios científicos evidencian que la lactancia prolongada protege a la madre o persona lactante contra enfermedades como cáncer en el ovario, cáncer en el útero, cáncer en el endometrio, y osteoporosis.

## Beneficios de la Lactancia a Termino

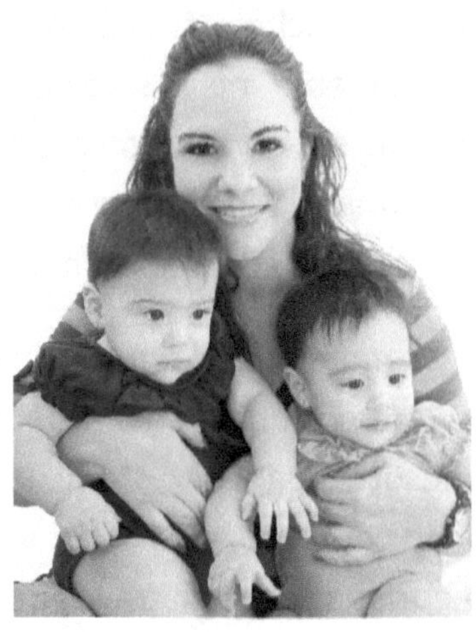

La lactancia a término es una de las mejores cosas que podemos hacer por nuestros infantes.  No solo por los beneficios que estos reciben del pecho; sino también por los enlaces afectivos, el consuelo y la seguridad que brinda la lactancia al infante.  Debido a que la mayoría de las personas no practican la lactancia como la "norma" de alimentación de los infantes; y de seguro destetaron prematuramente debido a que no recibieron el apoyo o la información correcta en esas primeras semanas y meses; esta es la razón por que muchas no entienden como alguien puede practicar la lactancia a término, mayormente porque ven la lactancia como algo difícil.  Sin embargo, sí hay beneficios en la lactancia a término.

**La lactancia a término contribuye a la nutrición del infante**— Se ha creado un rumor de que la leche humana pierde los nutrientes con el tiempo; sin embargo, esto no es cierto.  Uno de los mayores beneficios de la lactancia a término es que la lactancia termino continúa proveyéndole al infante nutrición, ni importa el tiempo que se continúe amamantando.  Sí es cierto que la leche humana es una leche cambiante.  Sin embargo, estudios científicos indican que la leche humana continúa siendo la mejor fuente de nutrición, y de prevención de enfermedades, no importa el tiempo que el infante lleve lactando.  Se ha demostrado que ya para el segundo año de lactancia, la leche humana contiene significativamente mayor concentración de proteínas, lactoferrina, lisozima, Inmunoglobulina A; y a su vez, menor concentración de zinc, calcio, hierro y oligosacáridos.

Según un estudio (Dewey 2001), durante el segundo año (12-23 meses) de vida  unas 15 onzas (448 mL) de leche humana proveen:

29% de los requerimientos de calorías/energía
43% de los requerimientos de proteínas
36% de los requerimientos de calcio
75% de los requerimientos de vitamina A
76% de los requerimientos de folato (forma natural de ácido  fólico)
96% de los requerimientos de vitamina B12
60% de los requerimientos de vitamina C

**La lactancia a término contribuye a la salud del infante—**
La Academia Americana de Médicos de Familia menciona
que aquellos infantes que fueron destetados antes de los
dos años de vida están a mayor riesgo de enfermedad.  Se
encontró que aquellos trotones entre las edades de uno y
tres años de vida que son amamantados sufren de menos
enfermedades; cuando se enferman, la enfermedad dura
mucho menos; y los porcentajes de mortalidad son
menores que los no amamantados.  Esto es debido a que
los anticuerpos son abundantes en la leche humana
durante el amamantamiento; y algunos de estos
componentes inmunológicos aumentan durante el
proceso de destete.  Como si no fuese poco, la leche
humana le provee al trotón una fuente de hidratación y
nutrientes, en una etapa donde no hay mucho apetito,
como también en situaciones, como cuando el infante está
pasando una enfermedad.  Es por esto por lo que la
Organización Mundial de la Salud menciona que si
aumentáramos tan solo un poco los porcentajes de
lactancia, la mortalidad infantil en menores de 5 años
disminuiría un 10.

**La lactancia a término ayuda a reducir los porcentajes de
alergias**—Estudios científicos demuestran que una de las
mejores maneras de prevenir las alergias y el asma es
lactar exclusivamente por al menos los primeros 6 meses
de vida del infante, y continuar lactando extendidamente,
hasta que la pareja lactante así lo desee.  La lactancia a
término ayuda a prevenir las alergias ya que se reduce la
exposición a alergenos; el sistema gastrointestinal del

infante logra madurarse mejor, ya que la leche humana crea una barrera protectora en los intestinos del infante; y por último, la leche humana contiene propiedades antiinflamatorias, que reducen el riesgo de infección (lo cual en muchos casos es la causa de alergias).

**La lactancia a término contribuye al desarrollo intelectual del infante**—Estudios científicos en cuanto al a relación del coeficiente intelectual (IQ) junto con las notas escolares, muestran mayor aprovechamiento en aquellos infantes que fueron amamantados por más tiempo.

**La lactancia a término contribuye al desarrollo mental y social del infante**—Diferentes estudios científicos han demostrado una relación positiva entre la lactancia a término y el desarrollo social; donde se ha encontrado que el destete prematuro puede ser un predictor de problemas de la salud mental en el trayecto de la infancia y la adolescencia temprana.  Se encuentra que esto es debido a que la lactancia cubre las necesidades de los trotones, ayudándolos a calmar sus frustraciones; calmarlos cuando se hieren o dan un golpe; y calmándolos a través de la etapa de trotón en general; ayudándolos a tener una transición positiva hacia la niñez temprana.  Cuando cubrimos las necesidades de dependencia de los infantes es la clave para que el infante logre su independencia a su propio paso, es decir, sin forzarla.

**La lactancia a término es normal**—La Academia Americana de Pediatría recomienda que la lactancia debe extenderse al menos hasta el primer año de vida, y luego de esto, por el tiempo que desee la pareja lactante.  La Academia Americana de Médicos de Familia recomienda que la lactancia continúe a través del primer año de vida, según lo recomienda la Organización Mundial de la Salud.  Debido a que la lactancia a término no es una norma cultural en los Estados Unidos, como tampoco en muchas partes del mundo "industrializado", es necesario que promovamos, protejamos y fomentemos la lactancia a término.  La Academia Americana de Médicos de Familia entiende que se debe educar a los profesionales de la salud en cuanto a los beneficios de la lactancia a término, incluyendo la protección inmunológica que provee la leche humana; el mejor ajuste social del infante; y el tener una fuente sostenible de alimento en momentos de crisis.

**Las madres y personas lactantes también se benefician de la lactancia a término**—la lactancia a término retrasa la fertilidad, al suprimir la ovulación.  También reduce el riesgo de cáncer en el seno; cáncer en el ovario, cáncer uterino, y cáncer en el endometrio.  Se ha encontrado que la lactancia protege contra la osteoporosis.  Se sabe que durante la lactancia, la madre o persona lactante experimenta una disminución de los minerales en los huesos; reduciéndose la densidad de los huesos entre un 1% y un 2% mientras se amamanta.  Se encontró que una vez se desteta, la densidad mineral de los huesos

26

aumenta; y que esta densidad no es dependiente ni de la suplementación vitamínica, ni de la dieta de la madre o persona lactante.  Entre las enfermedades que se reducen por la lactancia a término están las enfermedades cardiovasculares; disminuye el requerimiento de insulina en madres o personas lactantes diabéticas; como también disminuye el riesgo de desarrollar la diabetes tipo dos (mellitus) en aquellas madres o personas que padecieron de diabetes gestacional.  Y como si no fuera poco, la lactancia a término también ayuda a perder peso.

**La lactancia a término brinda consuelo inmediato**—Ya sea que el infante este enfermo, herido o en un ambiente no familiar, la lactancia puede brindarle al trotón consuelo inmediato.

**La lactancia a término ayuda a que la hora de dormir sea más fácil**—La leche humana contiene triptófano, que es un aminoácido que ayuda a que el cuerpo cree melatonina (la hormona que ayuda a inducir y regular el sueño).

**La lactancia a término ayuda a crear enlaces**—En la etapa de trotón, esos minutos de lactancia son a veces los únicos momentos donde un trotón activo se calma por unos minutos, en el pecho y brazos de mamá o persona lactante.

**La lactancia a término apoya el desarrollo del cerebro—**
Los primeros dos años de vida del infante es donde el
cerebro se triplica en tamaño.  La leche humana le provee
al infante DHA, que es un ácido graso saludable.

**La lactancia a término tiene beneficios para la madre o persona lactante**

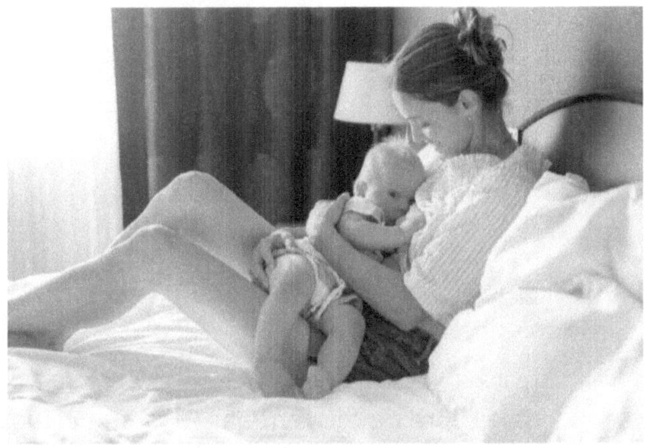

No solo el infante se beneficia de la lactancia a término, sino que también la persona lactante se beneficia. Algunos beneficios que te podemos mencionar serian:

- ➤ La lactancia a término reduce el retorno de la menstruación en algunas personas.
- ➤ La lactancia a término reduce el riesgo de cáncer en el seno, cáncer en el ovario, cáncer del útero, y cáncer en el endometrio.
- ➤ La lactancia humana protege contra la osteoporosis (mientras que durante la lactancia la persona puede experimentar una reducción en los minerales de los huesos entre un 1-2%; esta densidad aumenta en el momento del destete, aun si la persona lactante nunca ha suplementado su dieta con calcio).
- ➤ La lactancia reduce el riesgo de reumatismo.
- ➤ La lactancia ayuda a perder y mantener su peso.
- ➤ La lactancia ayuda a disminuir el requerimiento de insulina en las madres o personas lactantes diabéticas.

29

## Desventajas de la lactancia a término

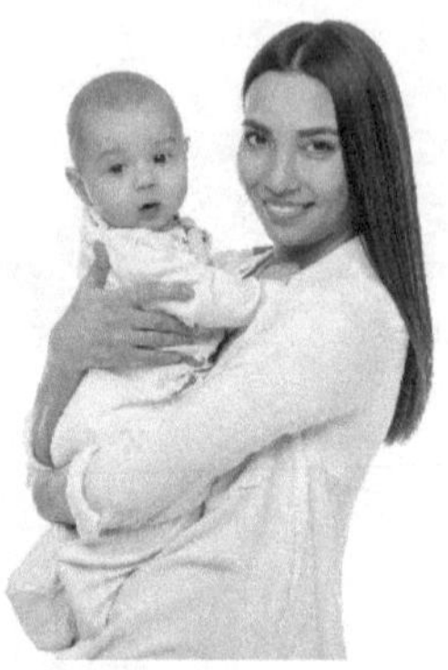

Nada en la vida es libre de desventajas (o lo que algunas interpretamos como "desventajas"), y la lactancia a término, aparte de las ventajas y beneficios que hemos mencionado, también tiene sus par de "desventajas".

**Mientras más tiempo se amamante, más difícil es el destete**—Aquí parece que nos contradecimos, pues cuando hablamos de los "mitos", mencionamos como si esto es un "mito" de la lactancia a término (lo cual opinamos que sí lo es).  Los infantes son seres de rutina. Lo vemos en las rutinas para dormir, para comer, y para lactar.  El destete es cambiar una rutina por otra.  Como dije antes, cada infante como "individuo" tendrá un momento "ideal" para su destete.  Cada destete es distinto.  Aparte de esto, se ha encontrado que es mucho más fácil destetar a un infante que ya está en la etapa "verbal" (que habla, se expresa, y entiende), que a un infante mucho más pequeño.

**El trotón te saca el pecho donde quiera**—Mientras que esto es una ventaja (en especial en la lactancia nocturna), también puede ser algo irritable, en especial cuando te saca "la teta" en público.  En estos casos suele funcionar hacer "un arreglo" con el trotón, tal como "Solo hay "tete" cuando estemos en casa".

**El trotón es un acróbata mientras amamanta**—Solo las personas que hemos amamantado a un trotón conocemos las mil y una posiciones para lactancia, que no son las básicas de madona, futbol, o caballito.  Aparte de que el trotón suele no quedarse quieto mientras amamanta (a menos que este cansado y/o soñoliento), lo que hace la lactancia una odisea.  O que tal, que pide el pecho cada 5 minutos, se pega menos de un minuto, y se distrae, y se va a jugar; y luego quiere el pecho de nuevo.  Uno se siente como una machina de la feria.

**La persona lactante se siente como si tuviera un infante velcro**—Llega un momento en la lactancia a término que uno se cansa de que te estén tocando, o dando el pecho cada cinco minutos (se piensa que es la naturaleza dándonos un empujón para que iniciemos el destete).  También hay que tener en cuenta que la etapa de trotón, aun cuando estos se ven "independientes", también son una etapa de alta necesidad, de miedos, ansiedades y frustraciones.

**La intimidad con la pareja se afecta**—La verdad es que la crianza en general afecta la intimidad con la pareja, irrelevantemente si amamantamos o no.  Lo que si se puede afectar mucho más es el buscar un nuevo embarazo (si eso es lo que tenemos en mente), porque aunque después de los seis meses no es un método anticonceptivo confiable, si se sabe que la lactancia puede afectar la fertilidad, esparciendo los embarazos.

**La etapa de crecimiento de los trotones es mucho más difícil que las otras**—Quizás la percibamos más difícil, porque luego de un periodo de menos frecuencia al pecho, de momento quieren amamantar constantemente (o así nos parece).  Esta suele ocurrir (y en algunos casos durar) entre los 15 y 18 meses, y algunas dicen que hasta los 22 meses.  Hay que tener en cuenta que los infantes, preescolares, escolares, preadolescentes, y adolescentes tienen etapas de crecimiento todo el tiempo.  Esto no se limita únicamente a la infancia.  Y que el desarrollo no es linear, sino más bien es como una montaña rusa, con periodos de poca frecuencia, y con otros de mucha frecuencia, que es lo que comúnmente llamamos "etapas de crecimiento".

# Perspectiva biológica de la lactancia a término

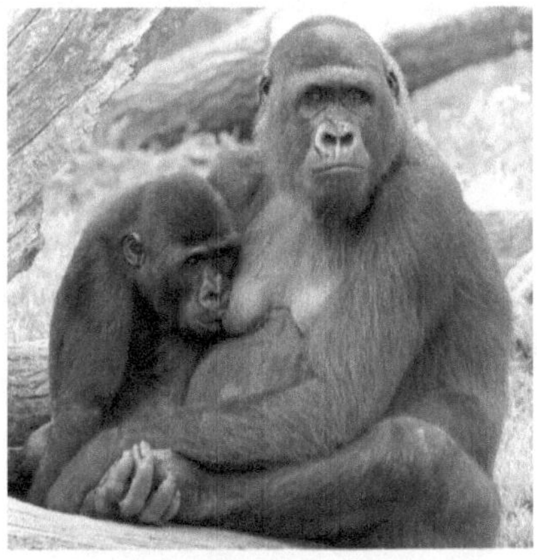

Debido a que muchos infantes humanos en nuestra cultura no son amamantados, al momento de hacer estudios científicos en cuento a la lactancia a término y destete, mayormente se estudia a otros mamíferos, ya que ellos suelen continuar amamantando hasta el momento "correcto" para destetar.  Por otra parte, no tienen la presión de la familia, amistades, profesionales de la salud, o los medios para dejar de amamantar.  El destete entre la mayoría de los mamíferos depende de cuán rápido sus crías maduran y son aptas para defenderse por sí solas.

La antropóloga Katherine Dettwyler ha estudiado por muchos años el patrón de destete de los primates, y ha llegado a la conclusión de que un infante está listo para destetarse cuando cuadruplica su peso de nacer, por

33

ejemplo, si peso 7 libras seria  [ 7 x 4 = 28] unos 28 meses, y en otros casos se multiplica por seis veces su tiempo de gestación, por ejemplo, si nació de 9 meses seria
[ 9 x 6 = 54] serían unos 54 meses.  Estudios demuestran que la lactancia a término es beneficiosa para los infantes. Le continúa proveyendo las propiedades inmunológicas, mientras a su vez le provee al infante con una nutrición superior.

## Retrasando el destete a través de la lactancia a término

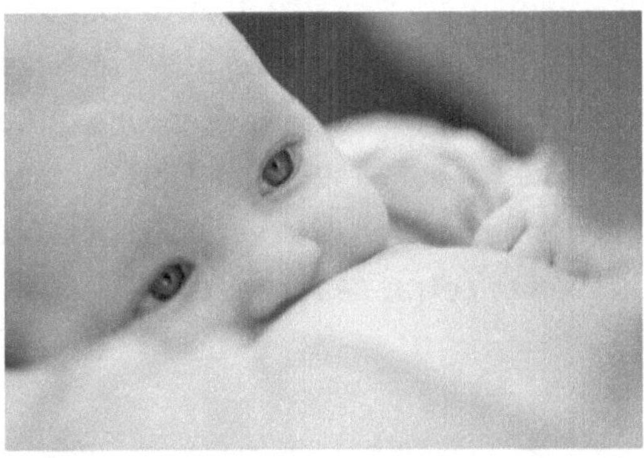

Según las estadísticas, cada vez son más personas las que inician la lactancia una vez nace el bebé.  Sin embargo, las estadísticas también demuestran que tan solo un pequeño porcentaje llega a las metas de amamantar por seis meses; y un porcentaje aún menor, llega a amamantar al primer año de vida.  Las causas de un destete prematuro varían según la situación; pero claro está, influye de gran manera la falta de apoyo hacia la lactancia y el amamantamiento, incluyendo los comentarios negativos, o la idea de que luego de los primeros meses, la lactancia humana no brinda ningún tipo de beneficios.

Sin embargo, aun los profesionales de la salud que dicen que la lactancia no tiene beneficios luego de "x" meses, estos no están diciendo la verdad, ni tienen base científica para respaldarse.  La leche humana brinda al infante energía calórica, proteínas, calcio, ácidos grasos, vitaminas, folato, etc.; aparte de que protege al trotón de enfermedades.  Y cuando las enfermedades ocurren, estas son de menor duración, que en los casos de los infantes que no son amamantados.  Parte de esto es, que cuando los infantes se enferman, pierden el apetito.  Sin embargo, como el pecho no solo brinda nutrición, sino también consuelo en casos de enfermedad, la leche humana ayuda a prevenir la deshidratación, a la vez que le provee al infante nutrición mientras se recupera.

## Lactando a través de la etapa de trotón

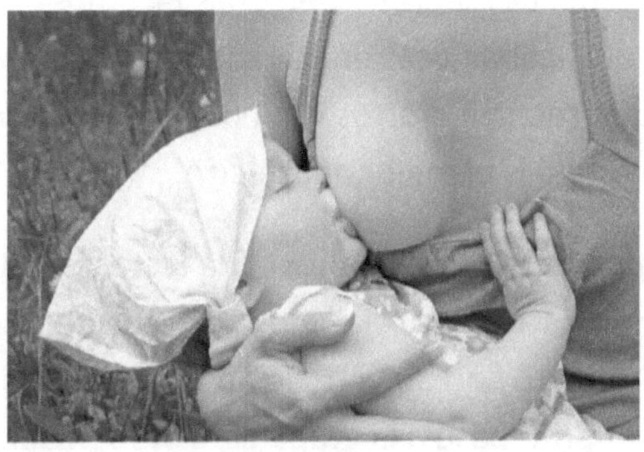

Quien nunca ha lactado más allá de unas semanas o meses (o quizás nunca) muchas veces se preguntan el por qué alguien desea amamantar durante la etapa de trotón. Mientras es aceptable ver a un bebé en brazos amamantar, para muchos el ver un trotón amamantar, en especial en nuestra sociedad, no lo es.  Sin embargo, para las madres y personas lactantes que continúan amamantando, estas suelen hacerlo por las mismas razones…seguir las necesidades del infante, y no de un calendario.

Para estas, la lactancia a término es algo normal y natural. Si lo visualizamos desde otra perspectiva, la lactancia a término es una conveniencia, en especial en la etapa de trotón; ya que es una forma fácil de brindar consuelo a un trotón cansado, molesto, frustrado, asustado, enfermo o herido; que son sentimientos naturales de un trotón.  Es un dicho común entre las madres y personas lactantes, que "la teta lo calma todo"; desde un trotón irritable, que se calma tan pronto se le da el pecho.  En la etapa de dentición, muchas madres y personas lactantes notan como la "teta" calma esas encías irritadas, muchas veces sin tener que recurrir a otros remedios o medicamentos, ya que "la teta" es el mejor analgésico.

Pero el aspecto más importante de la lactancia a término es la relación entre la pareja lactante.  La lactancia y el amamantamiento son un acto de amor, que continua aun cuando el infante pasa a la etapa de trotón.  Cualquiera puede observar la relación especial que hay entre la madre o persona lactante y el infante amamantado.  Los beneficios de la lactancia humana van más allá de la nutrición.  Ninguna persona que haya lactado a término podrá decir que no valió la pena.

La lactancia para un trotón puede ser algo diferente para cada pareja lactante.  Para muchas, el trotón lacta por pocos periodos de tiempo, y erráticamente.  Sin embargo, esto no necesariamente significa que la hora del destete esta cercana.  Cuando los bebés son más grandes, estos se convierten en "expertos" en la lactancia, ordeñando el seno más rápida y eficientemente, y por eso no se toma tanto tiempo en el pecho como un bebé más pequeño.  Por otra parte, el patrón de lactancia es errático, ya que el trotón tiende a distraerse fácilmente con el mundo tan interesante que les rodea, y por eso ni lacta tan frecuente durante el día, ni por tanto tiempo como un bebé de meses.  Con tan solo unos cuantos minutitos el trotón logra tomar un par de traguitos de leche, a la vez que "toca base" con su pareja lactante.

Por lo general, las alimentaciones preferidas de un trotón son las de siesta, las de la noche y la primera en la mañana.  Sin embargo, alrededor de los 18 meses, muchos trotones comienzan a lactar mucho más frecuente; en algunos casos, tan frecuente como un recién nacido.  Sin embargo, hay otros que lactan una o dos veces al día.  Aun así, la lactancia pudiese continuar por varios meses y aun años, dependiendo de la relación entre la propia pareja lactante.

También están los casos de los trotones que comienzan a lactar más frecuente en la noche.  Las razones para esto incluyen la dentición, la distracción (el mundo es demasiado interesante como para lactar), lo cual a su vez causa que la producción disminuya, desarrollo, y obtener consuelo.

Es también normal que los trotones lacten más a menudo cuando reciben cambios en su rutina diaria, como cuando viajamos, o cuando lo dejamos cuidando con alguien.  Para un trotón la lactancia es algo que le da seguridad, y cuando le cambiamos la rutina a algo no familiar para él o ella, este tiende acercarse a lo que le es más familiar, lo que para un infante amamantado, suele ser el pecho.

Los trotones no solo lactan por nutrición; mayormente lactan por el apego afectivo con su pareja lactante.  La teta es un método positivo de crianza como de disciplina, ya que hace maravillas cuando el infante se da un golpe, esta triste, molesto, irritable, asustado, o enfermo.  Si has lactado o estas lactando a un trotón, ya habrás notado que la teta hace maravillas cuando el infante este herido, triste, molesto, o enfermo.

## La lactancia prolongada... ¿Cuánto tiempo se debe lactar?

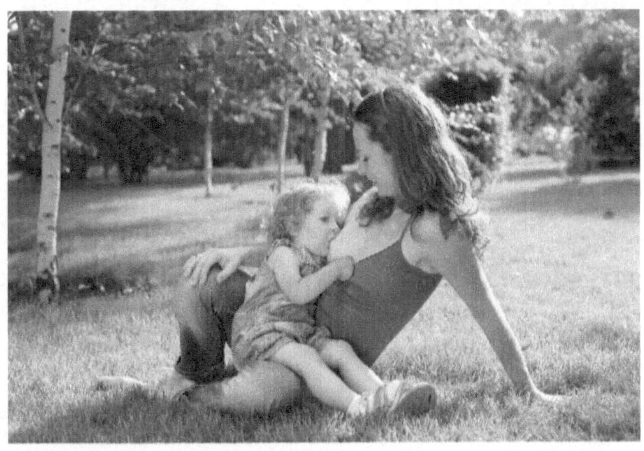

¿Cuánto tiempo se debe lactar?  Esta es una de las preguntas que más hacen en cuanto a la lactancia a término.  Estudios científicos demuestran que la edad natural para el destete se encuentra entre los 2 ½ a 7 años.  Esto no quiere decir que todas las personas tienen que lactar a sus infantes por 7 años.  La decisión acerca del destete siempre debe ser tomada por la pareja lactante.  Hay personas que se sienten satisfechas al lactar por 6 meses (y hasta menos), mientras que otras se sienten satisfechas si lactaron por 7 años.  Sin embargo, muchas personas destetan "prematuramente" debido a información errónea, muchas veces provista por un profesional de la salud—*"Ya no hay beneficios en la leche materna pasados "x" edad"; "Ya es hora de que destetes a ese manganzón"; "Le vas a causar un trauma psicológico";* etc.

En el destete iniciado por la madre o persona lactante, se comienza a sustituir tomas al pecho, a distraer al bebé para que no piense en lactancia, como por ejemplo, solo puede lactar de día, o de noche; tiene que esperar a que se termine de cocinar; se utilizan ropa incómoda para lactar; uno no se cambia frente al bebé;  etc.  En el destete iniciado por el bebé por lo general la regla de oro es: *"No ofrezcas, pero no rechaces"*.  Se le permite al infante que lacte cuando lo pide, pero no se le ofrece lactar.

Si miramos al mundo animal, por lo general los mamíferos destetan a sus crías cuando se embarazan de la próxima camada.  Si no hay una nueva camada en camino, continúan amamantando a su cría por mucho más tiempo.  Obviamente, vivimos en una cultura que considera extraña a una persona que lacta a su bebé más allá del primer año; y peor, si lacta embarazada.  Si pensamos, ¿a cuántas personas las has oído hablar de sus recuerdos cuando lactaban?  La realidad es que los recuerdos no se desarrollan hasta los 4 años.  Lactar a un niño de seis o siete años debería considerarse tan normal, natural y bello como lactar a un bebé recién nacido, de seis meses o de un año.  La pena es con aquellos bebés que nunca se le dio la oportunidad de lactar ni tan siquiera una vez.

**¿Cuándo es exagerada la edad para lactar?**

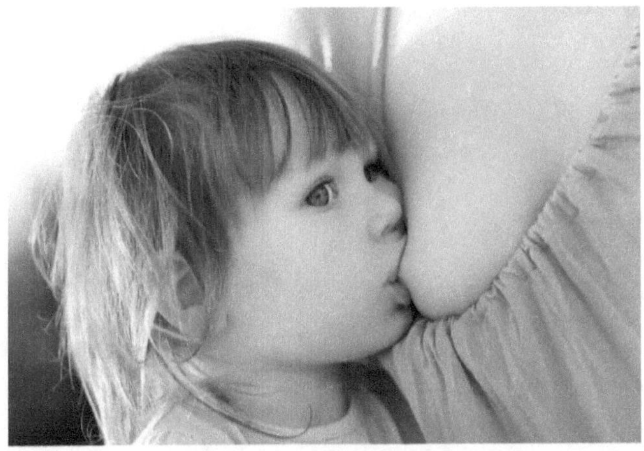

La realidad es que no hay un tiempo determinado por el cual se debe lactar.  Esto queda a discreción de la pareja lactante, y cuan cómodos se sientan con la lactancia a término.  Si la pareja lactante se siente cómoda lactando 1, 2, 3, 4, o 5+ años, pues con eso no hay ningún problema. La realidad es que la mayoría de los que practicamos o hemos practicado la lactancia a término, nunca pensamos que íbamos a lactar por tanto tiempo.

<u>**Entre las personas que practicaron la lactancia a término se encontraron los siguientes datos:**</u>

> La mayoría no planificó lactar a término.
> Muy pocas lamentan haber decidido lactar a término.

## Lactancia a término:  Consuelo versus Nutrición

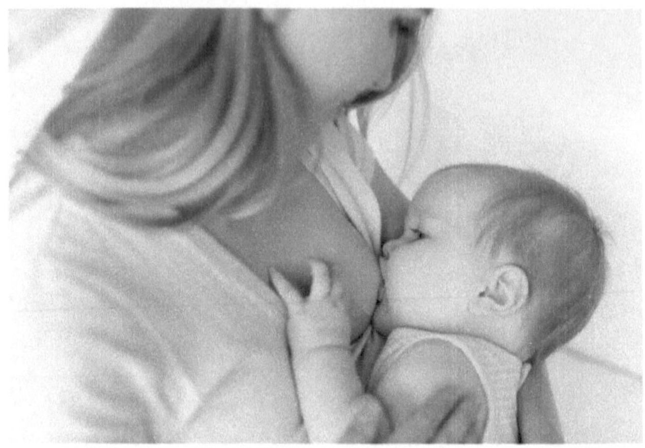

Es bien común todavía escuchar decir a muchos, aun a aquellos que apoyan la lactancia humana, que ya pasado cierto tiempo (en especial durante la lactancia termino) que la lactancia a término promueve más consuelo, o que llena las necesidades psicológicas, que las necesidades nutricionales del infante.  Y mientras que sí es cierto, la lactancia a término brinda muchos beneficios que van más allá de la nutrición; la leche humana sigue siendo el alimento más nutritivo para los infantes humanos, no importa la edad.

Igual que nuestra dieta de adultos, "x" alimento no provee toda la nutrición que necesitamos; ese "x" alimento si es importante para nuestra nutrición en general; pues igual sucede con la leche humana; es decir, cualquier cantidad de leche humana que el infante recibe es significativamente importante para su nutrición.  Y por ende, ningún profesional de la salud, ni ninguna persona puede cuantificar cuando es o no importante o necesaria la leche humana en la nutrición del infante amamantado.

La lactancia humana no es igual a chuparse el dedo o chupar un bobo (pacificador).  Mientras que los infantes se chupan el dedo o el bobo como medida de auto consuelo, estos no brindan ninguna nutrición.  Y mientras que los trotones amamantados muchas veces piden el pecho como medida de consuelo, hay que tener en cuenta que muchas veces estos se encuentran irritables, ya sea porque tienen hambre, o les bajo la azúcar, y por ende, el pecho los "consuela".

En conclusión, mientras que sí hay diferencias marcadas entre lactar unos meses, lactar a un infante de un año, y el lactar un infante de cinco años, hay que tener en mente que los aspectos de nutrición y consuelo que brinda el pecho no se pueden contar como separados.

## La lactancia a término es más "normal" de lo que pensamos

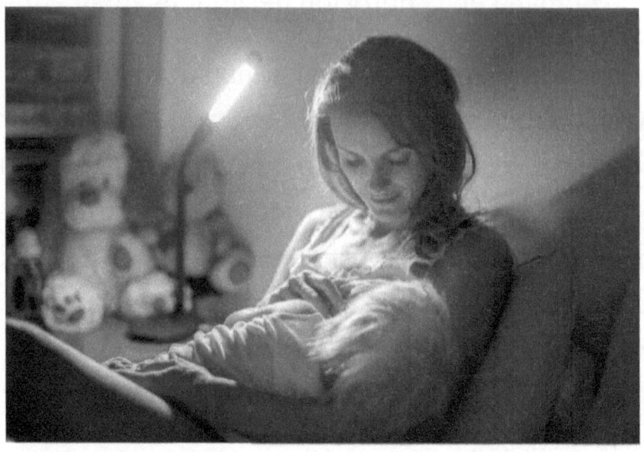

Muchas veces, quienes no están envueltos en el "mundo" de la maternidad y la lactancia, no están expuestos a infantes que practican la lactancia a término.  El que un gran número de los infantes sean destetados de forma prematura en las primeras semanas y meses de vida, no significa que no hay infantes practicando la lactancia a término.  Todo lo contrario; son muchos los infantes que llegan a la meta de lactar seis meses, los que continúan lactando por un año o más.

Para las que practican la lactancia a término, no existe ninguna lógica el destete, a menos que la madre o persona lactante y su infante estén listos para hacerlo.  Y el pensamiento de que la leche humana no provee al infante nutrición luego de "x" tiempo , y por esto se debe destetar, no es válido.  Estudios científicos han demostrado que la leche humana contiene vitaminas, nutrientes, y anticuerpos valiosos, siempre y cuando continúe la lactancia.

La lactancia a término no es una moda nueva.  Primero que nada, las estadísticas mundiales demuestran que alrededor del mundo, la mayoría de los infantes amamantan al menos los primeros dos años; y que la edad promedio de destete es a los cuatro años de edad.   Y estudios científicos han demostrado que a través de los siglos los infantes fueron amamantados, siendo la lactancia humana el mejor método de alimentación para la supervivencia de los infantes.

La decisión de lactar a término es una decisión personal. No se debe presionar a que toda madre o persona lactante amamante por un término predeterminado de tiempo. Cada persona es diferente, y cada infante es diferente. Solo la pareja que amamanta sabrá cuando es el mejor momento de destete en su situación particular.

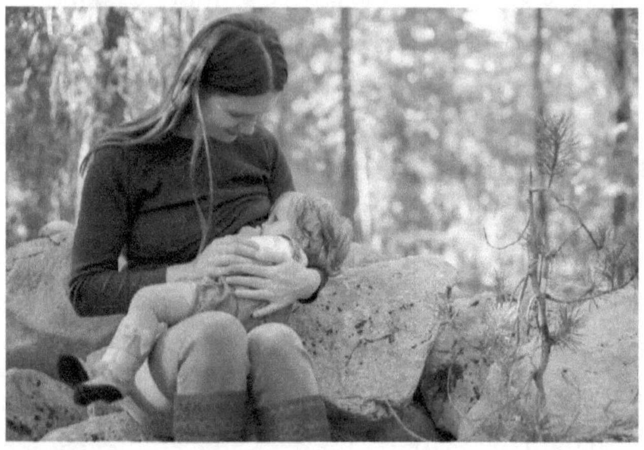

Para aquellas que han lactado a un trotón, ya habrán notado que las posiciones que estos usan para lactar en nada se asemejan a las posiciones que tradicionalmente nos enseñan los "gurús" de la lactancia.  La posición y el agarre del bebé van cambiando con el tiempo.  Lo importante aquí no son las reglas, sino que la pareja lactante se sienta cómoda; si las posiciones extrañas funcionan para ambos, entonces no existe ningún problema.

La mayoría de los trotones son acróbatas a la hora de lactar; creando la mayoría de ellos un repertorio de posiciones para lactar.  Es normal que de momento encontrarse lactando al trotón, el con los pies hacia arriba, o quizás el trotón se encuentra lactando parado mientras estas sentada (o quizás también parada), o que este moviéndose o bailando de un lado para otro.  En esta etapa de la lactancia hay que tomarse las cosas a la ligera, y reírse de las ocurrencias del trotón.

**Dale tiempo al trotón acróbata**—los trotones tienden a experimentar con miles de poses simplemente porque es divertido tratar.  Con el tiempo la novelería de acrobacia pierde su interés, y volverá a lactar usando posiciones más tradicionales como antes.

**Ofrécele algo para jugar mientras lacta**—en algunos casos puedes entretener a tu trotón acróbata con un pequeño juguete, o con tu collar, de forma que el infante se "concentre" más en la lactancia que en hacer piruetas.

**Léele un libro o cántale canciones mientras lacta**—Si por alguna razón uno no se siente cómoda lactando a un trotón en público (en especial cuando uno tiene a un trotón lactante acróbata) **lacta antes de salir de casa**, o en el automóvil.  Si el retrasar la "tetada" (alimentación)  no funciona, ofrécele una merienda o un vaso con agua,  para entretenerlo mientras buscas un lugar más discreto para lactar.

**Como reaccionar cuando otros atacan la lactancia a término**

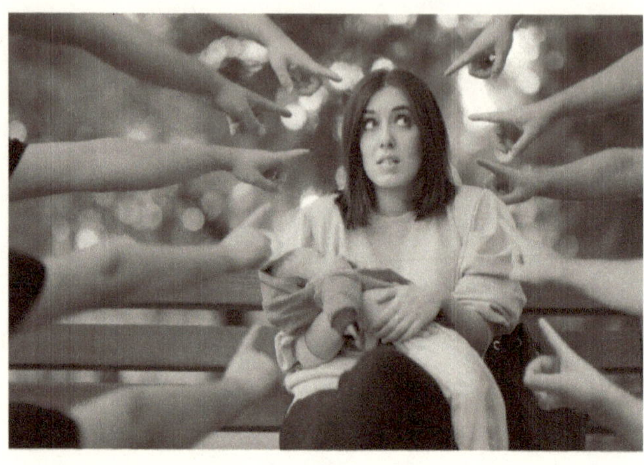

Cuando practicamos la lactancia a término, siempre vendrá la ocasión donde un familiar, amistad, profesional de la salud, o hasta un extraño haga la pregunta, *"¿Todavía lacta?"* ; o la *famosa "¿Cuándo piensas destetar?"*. En vez de enviar a la persona a buen sitio, o decirle la primera "mala palabra" que tenemos en la punta de la lengua, tomemos unos segundos para reflexionar que le vamos a contestar a esta persona, sin perder la cordura.

Esta casi garantizado que si estas practicando la lactancia a término, vas a recibir algún tipo de negatividad de familiares, amigos, extraños y hasta de profesionales de la salud. Y aunque recibimos consejos no-solicitados desde el embarazo, y pensamos que ya estamos acostumbrados a estos, la realidad es que muchas veces nos toman sin tener ninguna preparación de cómo responderles. Algunos recomiendan que solo respondas a la "preocupación" que muestra la persona que los juzga; mientras que otros recomiendan que tu respuesta sea basada en evidencia científica; o que menciones una autoridad en el tema de la lactancia humana o la salud (como la Academia Americana de Pediatría, Organización Mundial de la Salud, etc.).  Otros hasta aconsejan que no se expongan a lactar en público, para de esta forma evitar este tipo de confrontamiento, y amamanten antes de salir de casa o en el auto.

Sin embargo, no importa la ruta que vas a tomar para responder a comentarios no-solicitados, lo primero que debes tener en mente son las razones que te llevaron a practicar la lactancia a término.  Para algunas lo fue los beneficios de salud, de nutrición, o de protección de enfermedades.  Otra lo hacen por motivos emocionales; y por el enlace que han creado, donde el trotón se siente amado, seguro y consolado.  Sea cual sea la razón para practicar la lactancia a término, TODAS las razones son válidas.  Así que recuerda esto en esos segundos antes de responder (o ignorar) una mirada o comentario negativo.

La verdad es que no es problema de nadie en cuanto a cuánto tiempo la pareja lactante desee lactar; al igual que no importa la edad del infante, se puede lactar en todos los otros lugares donde otros infantes también se alimentan (en la iglesia, en el centro comercial, en restaurantes, en hoteles, en la playa, en el autobús, en el tren, etc.).  Si la lactancia hace a alguna persona sentirse incomoda, pues fácil, que no mire.  Pero la decisión de cómo vamos a alimentar a nuestros hijos e hijas le concierne a las madres, padres o criadores, y no a personas particulares.

Una buena respuesta es *"La lactancia es salud; y la lactancia se vida.  La lactancia humana es la nutrición perfecta para los infantes humanos.  Y en culturas más avanzadas, y con mentes más abiertas, los infantes se destetan casi a los 5 años de vida"*.  Otra buena respuesta es *"Quiero que sepas que tu opinión es totalmente incorrecta, y este tipo de comentario no son bienvenidos ni por mí, ni por otras personas lactantes"*.  Y no te sientas mal de responder de esta manera.  El criticar la lactancia es un tipo de ataque personal, y uno tiene el derecho de defenderse, y mucho más, defender el alimento del infante.

## Mitos y realidades de la lactancia a término

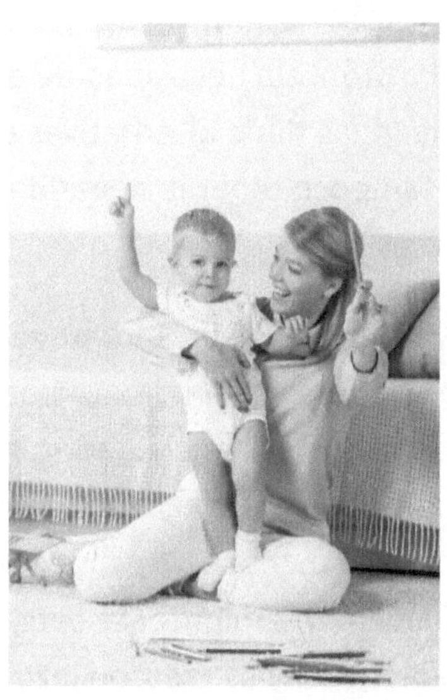

Siempre suena curioso que las personas que se inventan estos "mitos" o historias irreales, la mayoría ni siquiera lactó a sus propios hijas o hijos (o quizás ni tenga hijas o hijos propios).  Aquí algunos de los mitos más comunes que nos dicen sobre la lactancia a término:

**Las personas que practican la lactancia a término son esclavas del trotón**—La realidad es que el tipo de alimentación del infante sea cual sea, no afecta la independencia ni de la madre, ni del padre, ni del criador. Los infantes tienen que ser alimentados, no importa si se ofrece el pecho, o se da el biberón.  Los infantes son dependientes de los criadores, irrelevante a como se alimenten.  Aparte de que, una vez los infantes comienzan la alimentación complementaria, la mayoría reducen la

53

frecuencia al pecho notablemente.  La etapa de trotón es diferente a la de recién nacido; ya en esta etapa uno puede salir sin el trotón, sin necesidad de dejarle un biberón con leche, pues tiene alternativas de como alimentarse (sin tampoco tener la necesidad de ofrecerle otra leche).

**La lactancia a término afecta la "independencia" del trotón**—Estudios científicos han demostrado que los trotones que practican la lactancia a término exhiben mayor independencia de aquellos que fueron alimentados de manera alterna.  Se piensa que esto es así, debido a que a través del amamantamiento, se satisficieron sus necesidades psicológicas, y se crearon lazos afectivos fuertes con la persona que amamanta.

**Las personas que practican la lactancia a término nunca duermen**—El sueño es independiente al tipo de alimentación que se utilice.  No importa que método de alimentación se utilice, sea pecho, biberón, vasito, ya se haya comenzado la alimentación complementaria, etc., los estómagos de los trotones son pequeñitos, y a estos les da hambre mucho más frecuente que a los adultos.  Se piensa erróneamente que los infantes alimentados al pecho no duermen, porque contrario al biberón (que lo puede ofrecer cualquiera), solo la persona lactante puede dar el pecho, lo que la hace pensar que está lactando todo el tiempo, lo que la mayoría de las veces no es la realidad. Aparte, otro estudio científico demostró que las personas que amamantaban dormían mucho más que las que no amamantaban. La razón es que la mayoría de las veces, el infante se pega al pecho, y a los cinco minutos se queda dormido; mientras que no suele suceder lo mismo con el biberón (u otros métodos alternos).

**Los infantes que practican la lactancia a término no hacen enlace con otras personas**—No importa que método de alimentación se utilice, los infantes suelen hacer el enlace principal con la madre o con el criador principal; segundo con el padre (o pareja); y tercero con otros criadores o cuidadores, familiares, etc. No todos los enlaces afectivos son iguales; y eso no quiere decir que un enlace es mejor o peor que el otro. Solo son diferentes tipos de enlaces. Igual que nosotros con nuestros familiares y amistades. Los diferentes tipos de enlaces que crean los infantes en la niñez temprana, los ayudan en un futuro a establecer relaciones futuras.

**La leche humana pierde los nutrientes con el tiempo**— Estudios científicos han demostrado que la leche humana es una leche "cambiante"; es decir, que cambia y se ajusta a las necesidades particulares del infante amamantado. Los primeros seis meses de lactancia, la leche humana brinda al infante todos los nutrientes necesarios para el infante. Ya luego de los seis meses, la lactancia continua, y se complementan el resto de los nutrientes necesarios para el infante, con alimentos complementarios. Pero aun así, la leche humana sigue siendo el alimento principal por los primeros dos años de vida; en especial, porque las grasas de la leche humana ayudan al crecimiento y desarrollo del cerebro del infante humano.

**La leche humana no brinda inmunidad luego de "x" tiempo**—Este mito es parecido al anterior, donde ambos mayormente son dichos, irónicamente, por profesionales de la salud, para desalentar a que se practique la lactancia a término.  Sin embargo, estudios científicos han encontrado que aquellos infantes amamantados a término sufrían marcadamente de menos enfermedades, que aquellos que no eran amamantados.  Aparte de que, cuando un trotón se enferma, por lo general pierde el apetito, lo cual dificulta el que se hidrate y reciba nutrientes necesarios; mientas que al pecho no solo ofrecer nutrición, sino también consuelo, este suele aceptar sin problemas el pecho, haciendo más fácil el manejo durante una enfermedad.

**Los trotones amamantan como recién nacidos**—Aunque muchas veces decimos esto de relajo (y sí, hay una etapa de crecimiento bastante fuerte entre los 15 y 18 meses de vida), la lactancia de un recién nacido no es igual a la de un trotón.

**Mientras más tiempo se amamanta, más difícil es el destete**—El destete "natural" no se deja llevar ni por "x" edad ni por "x" fecha, sino cuando el infante, como individuo, está listo para este.  Cada infante es único, y cada destete es único.

56

**La lactancia a término es inconveniente**—Todo depende de cómo se percibe la lactancia.  Para muchas, en especial las que practican la lactancia a término, el alimentar al infante solo consiste en pegarlo al seno, y punto.  No hay que preocuparse de cómo se va a "transportar" la leche, como mantenerla para que no se dañe, etc.  Aparte de que amamantar a un trotón es más conveniente, porque no amamantan tan frecuente (aunque a veces no lo parece), y se puede convencer o distraer para que espere a lactar en otro momento más conveniente.

**La lactancia duele**—El dolor en los pechos o pezones debido a la lactancia no es normal en ninguna etapa de lactancia.  Pero aunque puede pasar durante los primeros días o semanas, no es común en la lactancia a término.  Los problemas de lactancia que suelen ocurrir en las primeras semanas, como congestión en los senos y los pezones lacerados no suelen ocurrir en la lactancia a término.  Donde único suelen doler los pezones durante la lactancia a término es si la persona lactante se encuentra en gestación.

## Cuando el infante amamantado tiene dientes

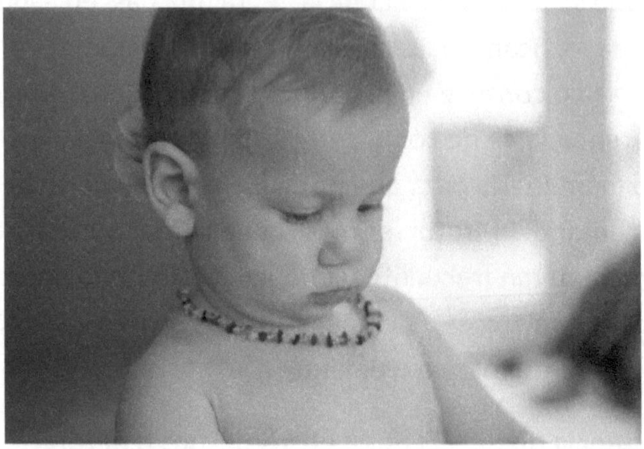

Muchas personas piensan que el momento para destetar es cuando al infante le salen dientes y tiene la habilidad de morder.  Pero la realidad es que aun con una boca llena de dientes, los bebés ordeñan el pecho con la lengua y no con las encías, así que aunque tenga dientes, no necesariamente significa que tienes que destetar.

La gran mayoría de los infantes amamantados nunca muerden el pecho.  Sin embargo, esto no necesariamente significa que los bebés lactados no tienen la capacidad de morder.  La tendencia de morder suele ocurrir más frecuente cuando el bebé está en el proceso de dentición.  Y por lo general, cuando un bebé lactante muerde el pecho, por lo general es un asunto de una o dos veces que ocurra.  Sin embargo, en los casos en que el infante persiste en morder, entonces estamos hablando de un problema.

**<u>Razones por las que los infantes muerden:</u>**

**Cuando muerde al final de la "tetada" (alimentación)—** por lo general, los infantes muerden al final de la "tetada", cuando ya están satisfechos, y ya no tienen hambre.  Si estas enfrentando un problema con las mordidas persistentes de tu bebé, estate pendiente cuando veas que está disminuyendo la rapidez de lactar, ya que esto evidencia que terminó.  Remuévelo del pecho rápido, de forma que no le dé tiempo a pensar en morder.

**Cuando muerde por la dentición—**Si se nota al infante bien incomodo con la dentición, en lugar de ofrecerle el pecho, se le puede ofrecer en cambio un juguete de dentición para que muerda.  Una forma de que el bebé aprenda a que no se muerde la teta; mientras que sí puede morder el juguete de dentición.  Si aun así el infante muerde, se remueve del pecho; se le dice un NO firme; y le ofrece el juguete de dentición, mientras se le dice "muerde".  Así asocia el juguete con morder y no el pecho.

**Cuando muerde al principio de la alimentación—**no es lo más común que los infante tiendan a morder antes de comer, pero si esto es lo que está sucediendo, se le puede ofrecer primero el juguete de dentición antes de ofrecerle el pecho.

**El infante muerde cuando se distrae—**si el bebé está distraído porque quiere jugar o ver las cosas que le rodean, no se debe obligar a lactar; ya que la misma distracción puede hacer que muerda.  Muchas veces a los trotones hay que lactarlos en una habitación tranquila, libre de distracciones.

**El infante muerde para llamar la atención**—A veces es la madre o persona lactante la que se distrae;  y son muchos los infantes que muerden para que se le preste atención.


### Qué hacer si el infante muerde:

Si el infante muerde, lo primero que hay que hacer es removerlo del pecho y decirle un NO firme, y darle fin a la "tetada" (alimentación).  De esta forma el infante asociará "que si muerde no hay teta".  Por lo general, esta tiende a ser la manera más efectiva de enseñarle al infante que el morder y la lactancia no son compatibles.  Una vez se remueve al infante del pecho, se le puede ofrecer algo para que alivie sus molestias de dentición (o ganas de morder).  Si el infante se molesta porque se removió del pecho y se dio fin a la tetada, se puede esperar varios minutos hasta que se calme.  En algunos casos, el bebé se distrae y no vuelve a pedir rápidamente el pecho.  Si al contrario, este pide lactar, se le puede dar otra oportunidad.

No es una buena idea el gritar cuando el infante muerde el pecho (es más fácil decirlo que hacerlo).  En algunos casos, el bebé piensa que los gritos son cómicos, y fomenta el que muerda más a menudo, mientras que en otros el bebé se asusta, y quizás luego le dé una huelga de mamar, y rechace el pecho.

Si el bebé muerde y no quiere soltar, en estos casos se recomienda acercarlo al pecho (ahocicarlo); de esa forma el infante tiende a abrir la boca sin seguir lastimando el pecho.  Otra alternativa que se recomienda en estos casos es taparle la nariz al infante; de forma que este abra la boca.

También existe la posibilidad que no es que el infante muerda, sino que al tener dientes, estos hacen roce con el pecho, o quizás dejan la marca en el seno.  En este caso se podría volver a comenzar a utilizar una crema para los pezones en lo que el cuerpo y el pecho se adapta a los dientes.

## La lactancia a término puede impactar positivamente la salud oral del infante

Estudios recientes publicados por la Asociación Dental Americana encontraron que aquellos infantes amamantados exclusivamente por los primeros seis meses de vida tenían mejor alineamiento de la dentadura, y no solían tener problemas de alineamiento de los dientes, como mordida abierta, mordida cruzada, y mordida extendida, que aquellos infantes que no habían sido amamantados de forma exclusiva.

61

Sin embargo, hay que tener en cuenta que el factor genético también influye en el alineamiento de la dentadura; como también otros factores, como chuparse el dedo, chupar el bobo (pacificador), los cuales sí pueden afectar la alineación dental.


## La lactancia humana NO causa caries

En una sociedad donde la alimentación con botella y leche de fórmula es la norma, muchos profesionales de la salud tratan la leche humana, como si esta y la formula (y otras bebidas que se le ofrecen a los infantiles) fuesen lo mismo. Mientras que si un infante alimentado artificialmente con botella, lo dejan dormir toda la noche con la botella en la boca, puede causar lo que se conoce como "caries de botella"; el que un infante amamante de noche no causa caries.  Esto no quiere decir que a los infantes amamantados no les da caries.  Pero estas no son causadas por la leche humana.  Es por esto, que lactado o no, los padres deben practicar la higiene oral en los trotones.

Estudios científicos hechos en cráneos de infantes que vivieron hace 1000 años, se encontró que las caries en los dientes de leche eran raras.  Se asume que estos infantes eran amamantados, posiblemente practicando la lactancia a término.  Estos descubrimientos llevaron a estos científicos a concluir que la lactancia humana no causa caries.

Las "caries de botella" son causadas cuando se deja al infante dormir con la botella en la boca, acumulándose así la leche o el jugo en la boca del infante, cubriendo los dientes por largos periodos de tiempo.  Sin embargo, cuando se da el pecho, la leche no se acumula en la boca del infante, ya que esta solo sale cuando el infante succiona vigorosa y rítmicamente.  Por otra parte, al amamantar, la leche va hacia la parte trasera de la boca (paladar suave) y no justo detrás de los dientes, como en el caso de la alimentación con botella.

Hay situaciones donde los infantes amamantados adquieren caries a través del intercambio de saliva entre la madre, padre, o criador.  Existe una bacteria que se encuentra en el sarro llamada *Estreptococo mutante*, la cual se cree que es la causante principal de las caries.  Un 20% de la población tiene esta bacteria, la cual los pone en riesgo de desarrollar caries.  Para prevenir la transferencia de esta bacteria al infante a través de la saliva, se le exhorta a los padres que no compartan con los infantes ni cucharas, ni tazas, ni mastiquen la comida antes de ofrecérsela al infante, ni "limpien" el bobo (pacificador) con su boca.

Por otra parte, estudios científicos han encontrado que aquellos infantes que son exclusivamente amamantados (no botellas, no jugos, ni alimentos complementarios),

63

suelen no tener caries, a menos que tengan una predisposición genética a las caries.  En los casos donde los infantes no son exclusivamente amamantados, como por ejemplo, en el caso que ya el infante comenzó los alimentos complementarios, se fomenta la buena higiene oral en el infante, ya que estos otros alimentos pueden ser la fuente de caries en los infantes amamantados.

La buena higiene oral comienza desde el nacimiento, limpiando suavemente las encías del infante con una gaza húmeda.  Una vez salen los dientes de leche, se recomienda que se cepillen los dientes del infante dos veces al día (mañana y noche).

# La fertilidad durante la lactancia a término

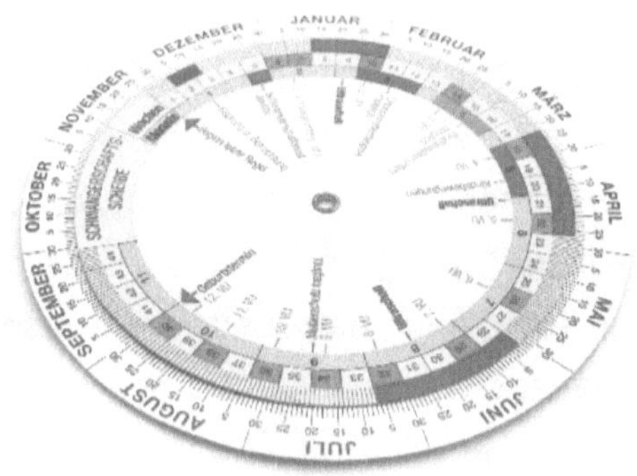

Mientras que se saben de los beneficios anticonceptivos del amamantamiento, donde si se practica la lactancia exclusiva (no botellas, no bobos o pacificadores, no otras bebidas o alimentos) durante los primeros tres a sels meses, ya que la lactancia ofrece protección de un nuevo embarazo; una vez uno pasa los seis meses de lactancia, las oportunidades de embarazarse aumentan.

Así que sí es posible embarazarse durante la lactancia. Si la madre o persona lactante no desea quedar embarazada mientras amamanta, esta debe hablar con su médico o partera, para que esta le recomiende alternativas de métodos de prevención de embarazos. Una vez el infante amamantado cumple los seis meses de vida (en personas que practican la lactancia exclusiva), la fertilidad retorna. Igual, si la persona comienza a ofrecer el biberón (aun con su leche), o inicia la alimentación complementaria.

El retorno de la menstruación puede variar entre una persona que lacta y otra.  Mientras que unas nunca experimentan la "amenorrea de la lactancia" (falta de menstruación durante la lactancia); otras tienen menstruación desde el principio, mientras que otras vienen a tener la menstruación a los 8 meses (o aún más). El retorno de la menstruación es una señal de que ya la fertilidad regresó, aunque hay que tener en cuenta que uno puede quedar embarazada antes de la menstruación, ya que uno "ovula" alrededor de dos semanas antes de tener la menstruación.

La prolactina es la hormona que se produce durante la lactancia, que ayuda a suprimir la ovulación en la persona lactante.  Hay que tener en cuenta que aun cuando la menstruación retorne, todavía se siguen produciendo niveles altos de prolactina, lo que puede prevenir que ocurra la concepción (un nuevo embarazo).  Para aquellas personas o parejas que buscan un nuevo embarazo, esto puede dificultar las cosas.

Para aquellas personas o parejas que están buscando un nuevo embarazo, pero todavía se encuentran lactando, se les recomienda que comiencen a llevar una cartografía de sus señales de fertilidad.  Existen libros, tablas, aplicaciones y clases que ayudan a llevar la cartografía.  De esta forma la persona o la pareja puede determinar con mayor precisión cuando se está ovulando, y cuánto dura la fase lútea (el tiempo desde la ovulación hasta la menstruación).  Para lograr un nuevo embarazo, lo ideal es que la fase lútea dure unos 14 días (esto usualmente ocurre luego de los 6 meses del infante).  Si la fase lútea dura menos de esto, es muy poco tiempo para que se logre un nuevo embarazo.

Para algunas personas o parejas, le es difícil concebir durante la lactancia; mientras que para otras, no es ningún problema (muchas quedan en gestación, aun sin buscarlo).

## La lactancia a término y un nuevo embarazo

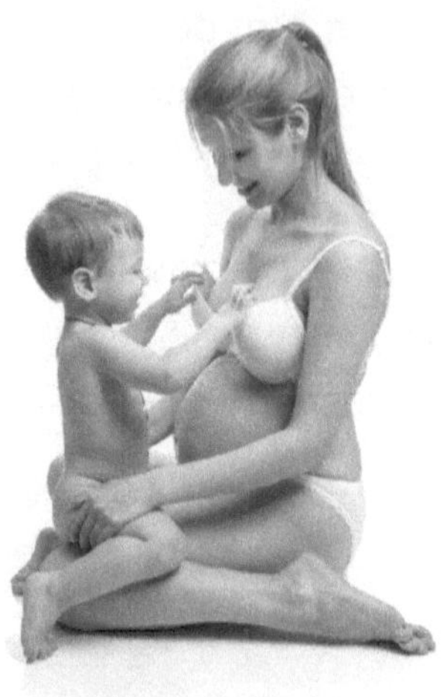

Mientras que algunas personas y parejas buscan un nuevo embarazo, aun cuando se encuentran lactando; la mayoría de las personas que quedan en gestación amamantando no lo tenían en sus planes.

**Síntomas de un embarazo durante la lactancia a término**—Mientras que existen diferentes "síntomas" y "señales" que indican un nuevo embarazo, usualmente lo que la persona lactante nota es una disminución en su producción de leche; sensibilidad en los pezones; y más cansancio y sed de lo normal.

**Por lo general es seguro continuar con la lactancia**—El practicar la lactancia durante un nuevo embarazo es normal entre las madres y personas lactantes alrededor del mundo; y por lo general es una práctica segura.   Por lo

68

general, siempre y cuando la madre o persona lactante mantenga una nutrición adecuada, no hay ningún problema en que esta continúe amamantando y brindando nutrientes, tanto para su infante amamantado, como para el bebé por nacer.  Hay que tener en cuenta que si el infante amamantado es menor de un año, hay que ofrecerle seguimiento en cuanto a su crecimiento y ganancia de peso, como también hay que determinar si es necesario complementar las alimentaciones al pecho con formula infantil, o alimentos complementarios.

**Cambios en la leche**—El infante amamantado, en especial si es un trotón, y verbalmente puede expresarse, suele mencionar que el sabor de la leche cambió, o que ya no hay mucha leche.  Esto es algo totalmente normal, y no es señal de que se debe destetar, a menos que el infante por sí mismo decida no continuar lactando.  Sin embargo, muchos infantes se adaptan a los cambios, y continúan amamantando como si nada.

**Decisión de destete**—Si la madre o persona lactante decide no continuar amamantando durante un nuevo embarazo, se recomienda practicar un destete gradual. Para muchas funciona la técnica de "no ofrezcas, no rechaces", en especial si el infante es un trotón.  Cuando se anticipa que el infante va a pedir amamantar, se puede ofrecer una distracción, como una merienda, o un juego.

**Disfruta del amamantamiento**—El amamantar durante el embarazo provee una oportunidad, no solo de nutrir al trotón, sino también de ayudarlo a la transición de un nuevo bebé.

## Preparando al trotón para la llegada de un nuevo bebé

Una de las mayores preocupaciones de las madres y personas lactantes que continúan amamantando durante la gestación es el cómo va a reaccionar el trotón a la llegada (y la lactancia) de un nuevo bebé.  Aquí nos vienen las preguntas tales como: *"¿Reaccionará con celos?"*; *"¿Podemos prepararlo de antemano a la llegada del bebé?"*; *"¿Cómo reaccionará al ya no ser el único enfoque de la familia?"*; *"¿Cómo se comportará al ver al nuevo bebé amamantar?"*

En el caso de que nos encontremos durante la gestación amamantando a un trotón, también nos encontramos que las demandas físicas del embarazo son extremadamente drenantes; el crecimiento y los cambios del cuerpo (la nueva barriga) dificulta el posicionamiento del trotón al pecho; y el dilema si es conveniente o no el destete antes de la llegada del nuevo bebé.

Es importante recordar que otras madres y personas gestantes y lactantes han logrado manejar la llegada de un trotón y un nuevo bebé en sus vidas.  Entre las recomendaciones están:

**Prepara al trotón**—Háblale de todas las cosas que hará como hermano mayor una vez llegue el nuevo bebé.  A los trotones les encanta ser importantes, y servir de ayuda.  Y a la mayoría les encanta ayudar con el cuidado del bebé.

**Crea una caja de juegos**—En esta caja de juegos puedes almacenar juguetes, juegos, calcomanías, etc. de interés para el trotón.  Algunas utilizan la caja cuando están amamantando al nuevo bebé.  Pero otras la utilizan cuando pasan tiempo "especial" a solas con el trotón.

**Ten todo lo que el trotón necesita a la mano**—Es bien común que el trotón comience a pedir meriendas, agua, o un juguete cuando te ve sentada amamantando.  Así que funciona grandemente tener todo lo que sabes que el trotón pide a la mano (puede ser otra caja o neverita portátil) en tu rinconcito de lactancia.


### Si decidiste destetar al trotón…

**Asegúrate que no asocie el destete con el nuevo bebé**— Funciona prepararlo de antemano emocionalmente, con palabras de que ya es un niño o niña grande, o hermano o hermana grande.  Que los niños o niñas grandes hacen "x" cosas (cosas que le interesen), etc.

**Tiempo de enlace**—El destetar no quiere decir que ya no vamos a tener ese enlace con el trotón.  Aun cuando no vayamos a continuar amamantando, podemos acurrucarnos en la cama, leer, ver su película favorita, etc.

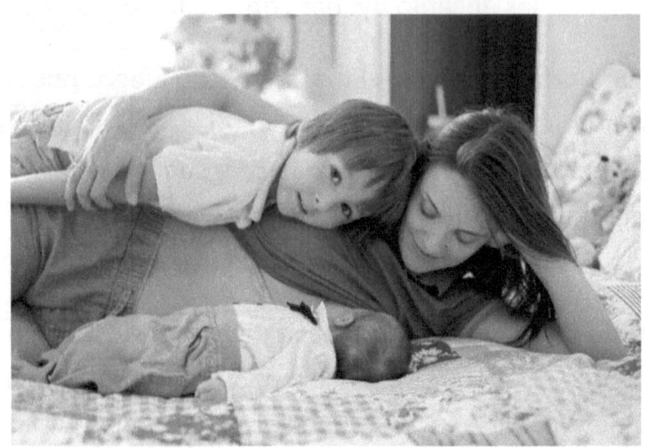

**Léele al trotón**—Vienen libros de cuentos para preparar al trotón para la llegada del nuevo bebé, como también donde se muestran dos hermanitos o hermanitas practicando la lactancia en tándem.  Puedes enfatizar el rol del hermano o hermana mayor (aun cuando el libro de cuentos no lo haga).

**Visita una consultora de lactancia**—Una consultora de lactancia IBCLC, u otra especialista en lactancia puede orientarte sobre nutrición sobre la lactancia en tándem, darte ideas de como posicionar a ambos infantes, o que hacer si decides amamantar a cada infante por separado.

**Si vas a lactar por separado**—Aquí es donde la caja de juegos, o la neverita portátil con meriendas o bebidas para el trotón vienen útiles.  Estos pueden ser cosas especiales que le puedes limitar solo para cuando el bebé esté amamantando, de forma que sean más especiales aún.

**En caso de celos**—Aun cuando no vayas a amamantar a ambos a la vez, puedes sentar al trotón en tu falda, y abrazarlo mientras amamantas al nuevo bebé.

# Parte II.  Destete

# Introducción al destete

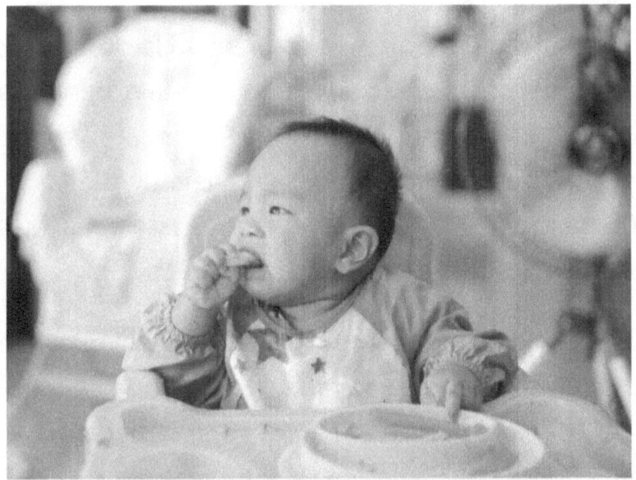

El diccionario Webster define la palabra destete como el acto de introducir otro alimento, aparte de lactancia, a un mamífero.  Y mientras que este proceso es así para la mayoría de los mamíferos, para el ser humano, el proceso del destete es uno mucho más complejo.

La palabra que se utiliza en hebreo para referirse al destete es la palabra *"gamal"* que significa "madurar". Esto se traduce a que el destete es el momento en que el infante está lo suficientemente "maduro" para entrar a una nueva etapa de desarrollo.  Y mientras que en muchas culturas donde se practica la lactancia a término, el momento de destete es momento de celebración; mientras en nuestra cultura, donde se acostumbra a contar el tiempo de lactancia con meses en lugar de años, muchos infantes se destetan muchas veces de forma prematura.  Claro está, cada pareja lactante y cada situación es diferente.  Y mientras que se apoya la lactancia a término, esto no siempre será la situación. El momento del destete es parte de la misma experiencia de lactancia.  Y es por esto por lo que el momento y el proceso del destete no debe ser uno negativo.  Si el destete se maneja de la forma efectiva, este puede ser una experiencia positiva para la pareja lactante.

Idealmente, los infantes deberían lactar hasta que ya no tuvieran la necesidad de lactar…esto es lo que se conoce como el "destete natural", o el "destete iniciado por infante".  Las necesidades de cada infante son diferente; hay bebés que quieren estar en brazos todo el tiempo, mientras que hay otros que buscan toda oportunidad que se les presente para explorar todo lo que les rodea.  Igual, hay infantes que duermen toda la noche, mientras que hay otros que apenas duermen siestas, y se despiertan varias veces en la noche, aun cuando tienen dos años o más.  Y al igual que no podemos controlar cuando los bebés le saldrán los primeros dientes, cuando el bebé se virará, o cuando el bebé gateará o caminará, igual, no podemos determinar el momento preciso donde se debe comenzar con el proceso de destete.  En resumen, el destete es un proceso y no un evento; depende de cómo lo manejemos, puede ser una experiencia placentera, como pudiese ser una experiencia desagradable; podría tomar varias semanas, como también meses o años en otros.

## ¿Qué es el destete?

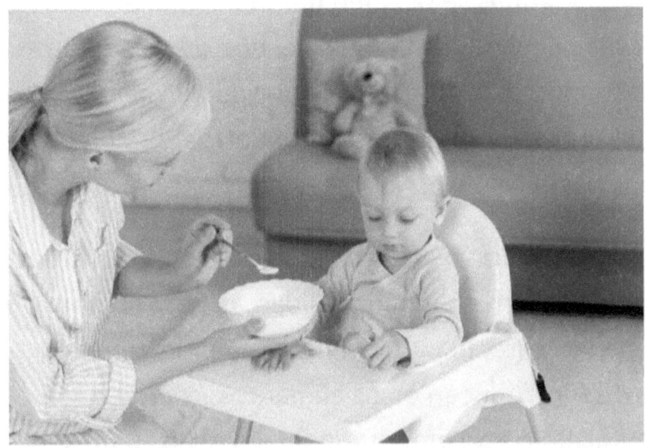

Se conoce como "destete" al proceso donde se reemplaza un alimento del infante (la leche humana) por otro alimento; como por ejemplo, por los alimentos complementarios.  A muchas le sorprende que el proceso de destete puede comenzar desde que introducimos otra leche; o cuando comenzamos la alimentación complementaria.  En la mayoría de los casos, la transición o destete se hace sin ningún problema.  Pero en otros casos, puede ser que el infante, o la misma persona lactante, no esté listo.

Aunque no nos parezca, siempre llegará el momento en nuestras vidas en que el infante se va a destetar (al igual que eventualmente va a dormir toda la noche).  Y mientras que mucha organizaciones relacionadas a la salud recomiendan que se amamante al menos hasta el segundo año de vida; la decisión de cuándo y como destetar es totalmente personal; y queda a discreción de la pareja lactante.  Algunas se deciden por el destete antes de los seis meses de vida; otras llegan al año de vida; y otras lo harán cuando el propio infante decida.  En algunos casos será un proceso rápido y fácil; y en otros será un proceso lento, y hasta retante.

En la gran mayoría de los casos, la pareja lactante termina la lactancia sin mayor incomodidad, ni para la madre o persona lactante, ni para el infante.  Por lo general, cuando se introducen otros alimentos, como en la alimentación complementaria (luego de los 6 meses de vida), el infante comienza a interesarse menos en el pecho, y poco a poco va reduciendo las "tetadas" (alimentaciones), y por ende, se va reduciendo poco a poco la producción de leche.

## Pensando en el destete

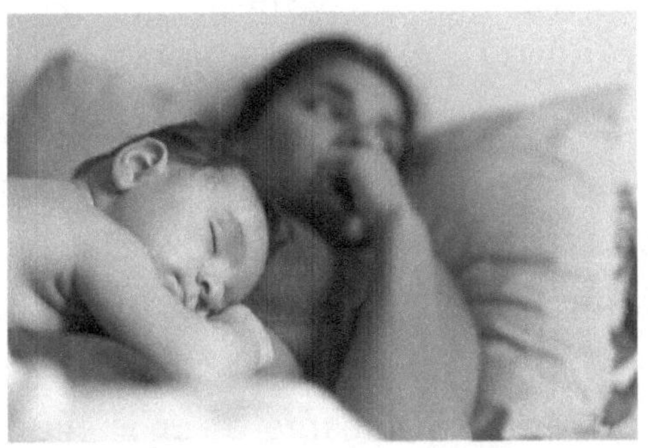

El pensar en el destete no es una decisión fácil, y para muchas, difícil.  Pero la realidad es que con la información y el apoyo adecuado, no tiene que ser siempre así.  La decisión del destete (al igual que la de lactar) es una personal.  Mientras que algunas se deciden destetar desde antes de comenzar, otras se dejan llevar por el "destete iniciado por el infante".  La realidad es que la pareja lactante es quien toma la decisión de cuándo y como destetar.  Las Consultoras de Lactancia IBCLC junto con otros profesionales de la lactancia estamos aquí para guiar y ayudar, y no para criticar.

Para quienes se deciden por el destete en la etapa de recién nacido; este suele ser mucho más fácil que en la etapa de trotón, ya que la lactancia no está todavía establecida (el cuerpo no está acostumbrado a producir leche).  Sin embargo, si se decide por el destete luego de la semana 12 posparto, aquí sí la producción de leche está establecida, y se hay que tomar otras medidas diferentes a la que decide destetar mucho antes de esta etapa.

81

Si se decide destetar mucho antes del año del infante, en este caso, a menos que se haya hecho un banco de leche extenso, que cubra las necesidades del infante hasta esa fecha, o se cuente con algún donante de leche; por lo general, se desteta del pecho directamente a la formula infantil (no ni a leche de vaca, ni a bebidas sustitutas de leche de vaca).  Si el infante es pequeño, por lo general no hay ningún problema en hacer el cambio de leche humana a leche de formula.  Sin embargo, en un infante mayorcito, este o puede rechazar el biberón (si no se le ha ofrecido biberón antes), o puede rechazar la formula, por su sabor.

Cuando vamos a hacer la transición del pecho al biberón, se recomienda que se practique la transición igual que cuando introducimos el biberón a un infante amamantado; es decir, que el biberón sea introducido por otra persona, ya que el infante asocia a la persona lactante con el pecho, y esto a su vez puede causar al infante cierta aversión al biberón.  Ya una vez el infante haya hecho la transición al biberón, entonces se puede ir practicando el método de destete que la persona decida.

Cuando se trata de un infante que ya paso la etapa de recién nacido, el destete nocturno suele ser el más difícil, ya que los infantes no solo amamantan por nutrición, sino también por consuelo.  Hay que tener en cuenta que durante el destete nocturno debemos pensar en otras maneras de ofrecer consuelo al infante, que no esté relacionado con el pecho.

## ¿A qué edad se deben destetar los infantes?

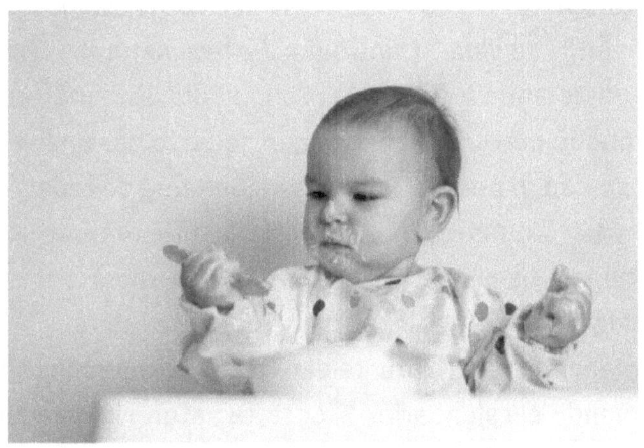

No hay absolutamente nada extraño en que el infante quiera lactar pasado los dos años.  Al contrario; esto absolutamente es una experiencia diferente y excelente.  Sin embargo, en nuestra sociedad, no son muchos los niños grandecitos a los que vemos lactando.  Podemos considerar que en nuestra cultura,  a los seis meses de vida tan solo 26% de los infantes continúan lactando; pero si existen trotones que lactan.  Por lo general no los vemos, ya que muchas parejas lactantes luego de los 12 meses practican la  "lactancia de closet", es decir que, se cohíben de dar el pecho en público por miedo a la confrontación con familiares, amigos y hasta extraños.

Hay que tener en cuenta que el periodo o edad de destete entre un infante y otro varía grandemente. Se ha notado

83

que en aquellas sociedades donde se les permite a los infantes lactar por todo el tiempo que ellos quieran ("destete natural"), los infantes lactan fácil hasta los tres y cuatro años de vida.  Dentro del destete natural, el niño se va destetando a su propio paso; un día lacta muy poco, pero puede que luego de darse un golpe, o por una enfermedad, o por un viaje, provoquen que de repente lacte más continúo unos días; hasta que de repente se nota que no ha lactado en varios días.  Lo importante es que al igual que en la lactancia no debemos estar observando el reloj, durante el destete no debemos andar observando el calendario.  El destete natural llegara en su momento apropiado.

## Cuando <u>NO</u> es necesario destetar

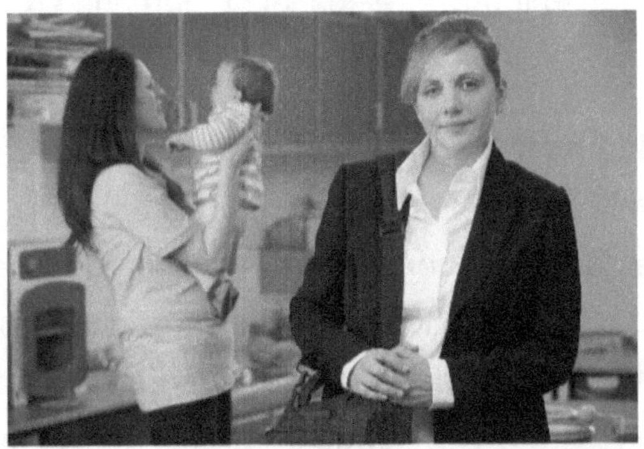

En algunos casos la persona se ve presionada a destetar, aun cuando esta y su bebé disfrutan de la relación de la lactancia.  Entre las razones más frecuentes que se dan para iniciar un destete (que necesariamente no son válidas para considerar o para recomendar un destete) están:

**Cantidad o calidad de la leche**—La producción de leche es una producción cambiante; es decir, aun cuando disminuya la producción, esta tiene la capacidad de aumentar, y ajustarse a las necesidades del infante.  A veces algunos profesionales de la salud sugieren el destete, haciendo comentarios como que ya su leche no alimenta o no es tan nutritiva.  Sin embargo, la leche humana, no importa la edad del infante, siempre es nutricionalmente más nutritiva que cualquier otra leche animal o artificial.

**Volver a trabajar**—La realidad es que hoy en día, y en especial con la calidad del equipo de extracción que hay en el mercado, la mayoría de las lactantes trabajan.  Estas se

85

extraen y almacenan su leche durante las horas de trabajo, de forma que el infante reciba leche humana en su ausencia.

**Enfermedad en la lactante o el infante**—En los casos donde el infante es el que se encuentra enfermo, la leche humana es la mejor fuente de nutrición, sobre todo, porque no solo ofrece los beneficios nutricionales, sino que también le da alivio a un infante enfermo.  Por otra parte, la leche humana tiende a ser el alimento mejor tolerado por los infantes enfermos.  En caso donde la madre o persona lactante es la que está enferma, es raro que una tenga que sea necesario destetar durante la enfermedad, aun cuando se esté tomando medicamentos (hay que verificar con una fuente confiable si el medicamento es compatible con la lactancia o no).  Si la persona se siente con ánimos, puede lactar como lo hace regularmente, ya que el bebé lactado se beneficia, porque recibe de la leche anticuerpos contra la enfermedad.

**Bebé con dientes**—La mayoría de los bebés le salen los dientes entre los seis y nueve meses de vida.  NO es necesario destetar porque el bebé tenga ya dientes.  Por lo general, los dientes no causan ninguna molestia en la madre o persona lactante, ya que los bebés ordeñan el seno con la lengua y no con las encías.  En casos donde el bebé muerda, hay trucos que te ayudan para que esto no suceda.

**Huelga de lactar**—Hay veces donde el infante amamantado por alguna situación de repente comienza a rechazar el pecho; puede ser la dentición, un catarro, dolor de garganta, etc.  Lo más importante es no forzar a que acepte el pecho, ya que entonces asociará el pecho con algo desagradable.  Lo importante es tu mantenerse calmada, ser paciente, y mantener la producción de leche por medio de la extracción frecuente.  Por lo general, las huelgas de lactar duran un par de días, y se resuelven por si solas.

**Menstruación**—Aunque se asocia la falta de menstruación con la lactancia, la realidad es que no hay ninguna clave que nos prediga cuando va a retornar la menstruación.  Sin embargo, no hay ninguna razón que diga que uno tenga que destetar porque le llegó la menstruación.  En algunas personas, estas notas que la producción de leche disminuye durante los primeros días de menstruación.  Esto sucede debido a los cambios hormonales que ocurren debido a la menstruación, y se resuelve fácilmente tomando suplementos de calcio durante esos primeros días.

**Embarazo**—El embarazarse durante la lactancia no necesariamente tiene que significar que hay que destetar al infante amamantado.  Sin embargo, es normal que disminuya la producción; que la leche cambie de sabor (lo cual muchas veces fomenta que el infante comience a destetarse mientras el embarazo va progresando).  Por otra parte, son muchos los infantes que no les molesta en absoluto estos cambios en la leche, y continúan amamantando durante toda la gestación, hasta el nacimiento del nuevo bebé.

**Presión de otras personas**—Desafortunadamente son muchas las personas que piensan que está bien lactar los primeros meses, pero ya luego de tres o cuatro meses (y peor si el bebé tiene más tiempo) comienzan a presionar a que se destete.  Es por esto por lo que las lactantes muchas veces tienen que buscar fuentes de apoyo fuera de su círculo familiar, de amistades, y hasta de los profesionales de la salud.  Hoy en día, no solo se cuentan con los grupos de apoyo comunitarios, sino que también hay mucha ayuda dentro del Internet, blogs, páginas de discusión dentro de los medios sociales, etc.  Solo la pareja lactante son los que deciden cuando será el momento apropiado para destetar.

**Problemas de lactancia**—A veces, con todo el apoyo del mundo, pueden presentarse problemas de lactancia.  A veces es baja producción de leche, otras que el bebé no acepta el pecho, problemas de pezones lacerados, infecciones en los senos, etc.; lo cual hace que la lactancia parezca algo dificilísimo de lograr.  Sin embargo, son muchas las personas que sobrepasan estas mismas dificultades.  La clave es PACIENCIA, PERSISTENCIA y APOYO!!!

## La persona de apoyo durante el proceso de destete

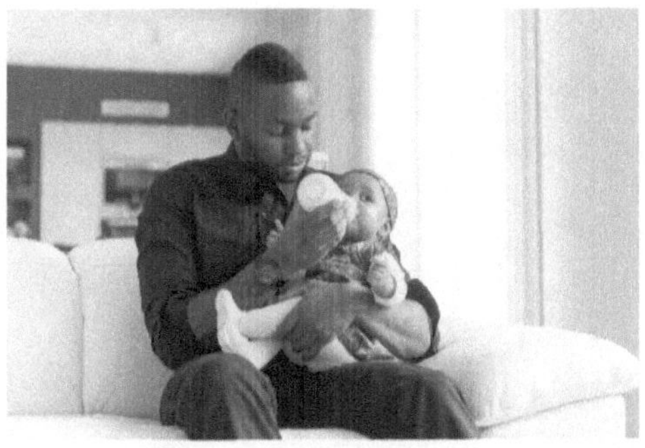

Durante el proceso de destete, es esencial contar con una persona de apoyo que te escuche, con quien puedas ventilar, o con quien puedas quejarte, llorar, celebrar, etc.  Esta "persona de apoyo" puede ser el padre o la pareja, el cuidador, una amistad, una consultora de lactancia IBCLC (u otro profesional de lactancia), los grupos de apoyo, etc.  Lo importante es que uno pueda contar con esa persona para apoyo, tanto físico, como emocional.

A veces no es una sola persona.  Muchas veces se ha escuchado la oración "se necesita una tribu para criar".  Así que mientras que el padre o la pareja es la persona idónea para proveer contacto físico al infante durante el periodo de destete; quizás una amiga, u otra madre lactante (como por ejemplo en los grupos de apoyo comunitarios) podría ser esa persona donde uno se puede "ventilar" durante el proceso de destete, sin ser juzgada.

## El destete según la edad del infante

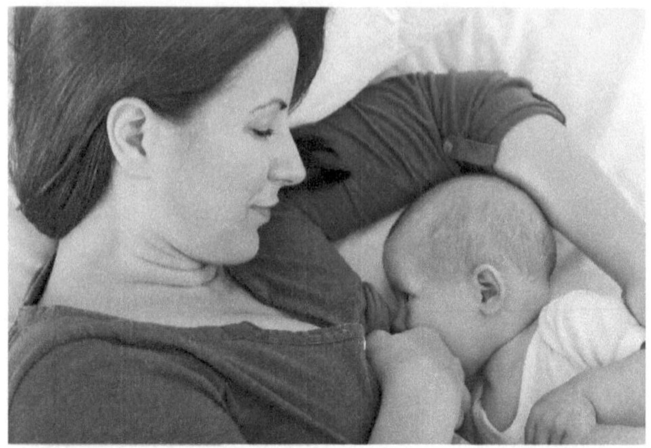

Aun cuando no hay ninguna regla universal a seguir sobre el destete (cada pareja lactante es diferente y cada proceso de destete es diferente), hay varias sugerencias que se pueden hacer según la edad en que se considere llevar a cabo el destete.  Y mientras que no se puede "predecir" con exactitud como el infante va a reaccionar al destete, se recomienda que el destete no se inicie junto con otras etapas de transición, como por ejemplo, con la llegada de un nuevo bebé, con una nueva mudanza, con iniciar el cuido diurno (escuelita), separación/divorcio, aprendiendo a dejar el pañal, etc.  Es mucho mejor iniciar el destete en una etapa donde el infante se encuentre física y emocionalmente estable.

## Destete antes de los 6 meses:

Antes de los seis meses, el destete suele ser directo al biberón, sustituyendo las tetadas (alimentaciones) poco a poco ("destete gradual") por un biberón.  En la mayoría de las situaciones, es un proceso de destete simple.  Sin embargo, hay infantes que se resisten, en especial, si no están acostumbrados al biberón, o a la formula (en casos que se destete directo a la formula). En aquellos casos donde se ha introducido el biberón antes de las 6 semana de vida, la transición suele ser mas fácil, que un infante que nunca ha recibido biberón, o no usa el biberón con frecuencia.

En estos casos, se recomienda que la persona que ofrezca el biberón no sea la persona lactante (ya que el infante la asocia con el pecho); ofrecerle el biberón fuera del hogar (cambio de ambiente al que quizás también asocie con el pecho); o intentar diferentes posiciones para ofrecer el biberón.  Es crucial que la persona que está intentando ofrecer el biberón mantenga la calma; ya que si el infante siente tensión, más difícil se le hará la transición.

Lo ideal en todo tipo de destete es que se haga "gradual"; de lo contrario, la persona lactante puede enfrentar problemas de lactancia como congestión en los senos, ductos tapados y hasta mastitis.  De enfrentar congestión en los senos, es esencial tratar los síntomas rápidamente.  Hay que tener en cuenta

91

que mientras más lento se lleve a cabo el destete, menos posibilidad de enfrentar problemas y dificultades.

## Destete entre los 6 y 12 meses:

Para un infante "exclusivamente amamantado", el comienzo de la alimentación complementaria significa "el comienzo del destete", aun cuando falte todavía mucho tiempo para que este deje el pecho.  Para algunos la primera "ventana" de destete comienza alrededor de los 9 meses, en donde algunos infantes se destetan por si solos.  Para muchas madres y personas lactantes, esto le toma de sorpresa; mucho más cuando tenían como expectativa amamantar al menos hasta el primer año de vida.  Por otra parte, para aquellos que desean "destetar" para el primer año de vida, esta "ventana" puede ser la oportunidad para comenzar el destete; ya que esta es una etapa donde el infante muestra tener más interés en la información sensorial (por eso se despegan tanto durante la "tetada), haciendo el proceso de destete mucho más fácil durante esta "ventana".

Por otra parte, hay infantes en donde es todo lo contrario; en lugar de perder interés en el pecho, su interés y apego no solo por el pecho, sino por la madre o persona lactante es mucho mayor.  Si el infante, en lugar de mostrar menos interés en el pecho, y más interés en sus alrededores, es todo lo contario (más apego, ansiedad de separación, llanto), este no es el momento de iniciar el destete.

## Destetando al infante al año de vida

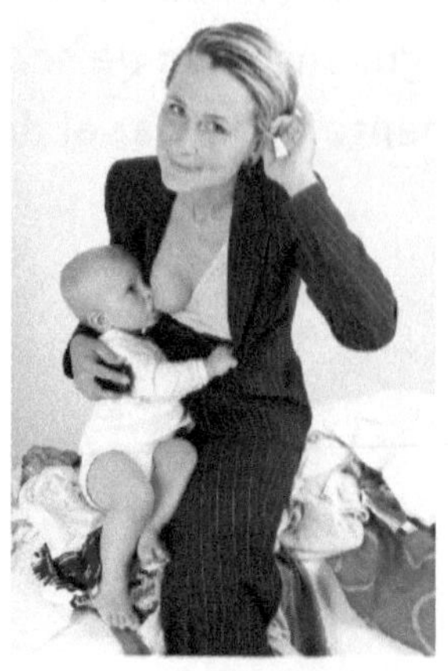

Es común escuchar a muchas madres, personas lactantes y criadores establece el primer año de vida como la "fecha límite" para lactar.  Si este fuese el caso, los criadores no tendrían que preocuparse por tener que alimentar al infante con formula; sino que se puede ofrecer leche de vaca (o bebidas que sustituyan la leche de vaca).  En caso del destete a leche de vaca, lo importante es que la leche sea entera (no baja en grasa, ni libre de grasa) debido a que durante los primeros dos años de vida, los infantes necesitan "grasa" para el crecimiento y desarrollo del cerebro.

Hay casos donde el infante no quiere hacer la transición a ninguna otra leche.  En estos casos, se deben considerar otras fuentes de grasa, para suplir y complementar la necesidad de grasa en la dieta del trotón.  Hoy en día hay profesionales que se dedican a orientar a los criadores sobre la alimentación complementaria (puede ser un médico, nutricionista, dietista u otro profesional), que se le puede consultar, para asegurar así una buena nutrición para el infante.  En estos casos algunas alternativas son la leche de coco;  introducir alimentos complementarios ricos en grasas, como el aguacate; o el añadir un poco de aceite de oliva a sus comidas.


**NOTA:**   NO se recomienda introducir ni leche de vaca, ni otras bebidas sustitutas a la leche de vaca antes de los 12 meses de vida.  Mientras que con la introducción de alimentos complementarios, está permitido el introducir quesos y yogurt a la alimentación del infante; no se recomienda introducir la leche de vaca, debido a la diferencia en las colonias de bacterias.

**Destetando a un trotón**

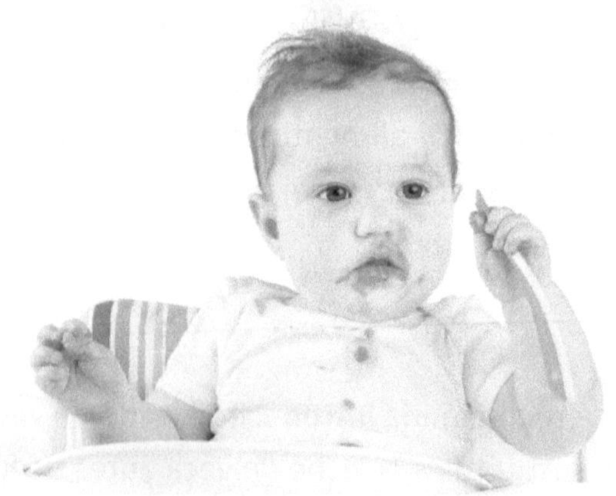

En muchas culturas el proceso de destete ocurre entre los
dos y cuatro años de vida.  Hay que no importa la edad del
infante, aun los trotones reciben beneficios nutricionales y
protección inmunológica de la leche humana.  Por otra
parte, uno de los aspectos más importantes en la lactancia
de un trotón es la relación entre la pareja lactante.

**<u>Entre las ideas que se ofrecen para comenzar el destete
de un trotón están:</u>**

**No ofrezcas, pero no rechaces**—este es el principio para
lograr el destete de un trotón.  Se comienza trabajando
limites hacia la lactancia que sean realistas para la pareja
lactante.

**Comienza el destete de forma gradual**—Lo primero que hay que trabajar es evitar las situaciones que le recuerden al trotón amamantar; como ver a la pareja lactante cambiándose de ropa, o sin camisa.

**Cambiar la rutina diaria**—Se pueden intercambiar paseos y juegos en los momentos que usualmente el trotón pide el pecho.  En esos momentos se le puede ofrecer leche o agua en un vaso o tasa, de forma que el trotón vaya haciendo la transición.

**Apoyo**—Dentro del proceso de destete es esencial el apoyo de otras personas, como el padre o criador, un familiar o amigo; estos pueden brindar más atención al infante; como también, si se está destetando de noche, atender las necesidades nocturna.  También estos pueden ayudar a introducirle el vaso o la tacita al trotón.

**Tiempo**—No podemos esperar que un infante lleve amamantando meses o años, y que el destete ocurra de la noche a la mañana.  El destete es un proceso que puede tomar semanas, meses o años (el promedio es de 6 meses).

**Conversa con el trotón**—Los trotones tienen un entendimiento sorprendente.  Se puede ir preparándolos mental y emocionalmente para el destete, hablándole. Podemos hablarle de que ya es un niño o niña grande; de los beneficios de ser "grande"; y que los niños o niñas grandes ya no necesitan amamantar.  Se le puede ofrecer una alternativa al pecho,  como acurrucarse juntos, leer un libro, ver una película juntos, etc.

**Destete nocturno**—Por lo general, las alimentaciones nocturnas son las más difíciles de eliminar, ya que tienden a ser las preferidas de la mayoría de los trotones (como también las de las siestas).  Se puede comenzar cambiando la rutina de dormir del trotón (tratar de que se acostumbre que no tiene que lactar para quedarse dormido).  Esto se puede lograr lactándolo en otro lugar, y luego establecer una nueva rutina de sueño, como cantar, leer un cuento, mecerlo, etc..  También es de gran ayuda que otra persona atienda las necesidades nocturnas en lo que se eliminan estas tetadas.

**Espaciar las alimentaciones**—Se pueden "espaciar" las "tetadas" (alimentaciones,  distrayendo al trotón, u ofreciéndole una alternativa.

**No fomenten las alimentaciones largas**—Los infantes son seres de rutina.  El acostumbrar al infante a tetadas largas, como lactar todo el tiempo que dure una siesta, hace más difícil el proceso del destete.  Se puede comenzar a cortar el tiempo de las alimentaciones ofreciéndole en medio de la alimentación irse a jugar, o irse al parque, u otra actividad que le interese al trotón.

**Ofrécele algo mejor**—También se le puede distraer ofreciéndole un sustituto, como mantecado, el yogurt, o su merienda favorita; de forma que se distraiga.

**Evita la alimentación de la mañana**—Uno puede levantarse antes que el trotón en las mañanas,  de forma que no vea a la persona sin camisa o cambiándose.   Por lo general, si no ve a la persona en ropa de dormir, y ya tiene el desayuno preparado, esto es suficiente para que se distraiga y se le olvide la teta.

**Utiliza ropa diferente**—Se recomienda evitar durante el proceso de destete ropa que le acuerde al trotón lactar, o que le sea fácil para lactar.

**El destete natural iniciado por el infante**

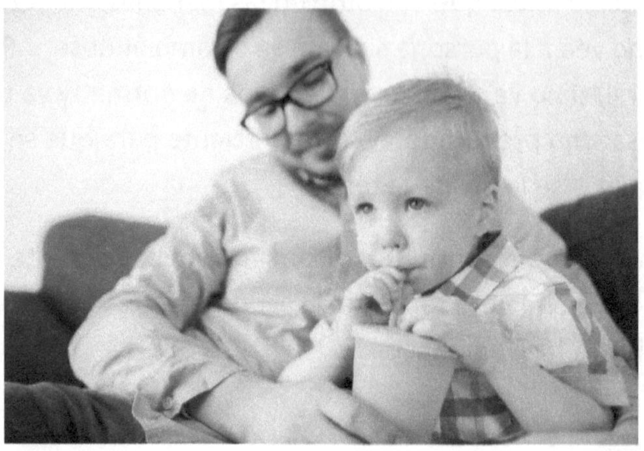

El destete natural iniciado por el infante ocurre cuando el infante no tiene más necesidad de lactar (ni nutricional ni emocional).  Por lo general, el infante que se desteta de forma natural tiene más de un año, y come otros alimentos, y posiblemente ya toma bien de un vaso o tasa. Sin embargo, el promedio de edad del destete natural es entre los dos y cuatro años de vida.  Obviamente, algunos se destetarán antes de estas edades y otros después.

Si comparamos, hay muchos beneficios para la lactancia extendida; y hay pocos beneficios de un destete prematuro.  Sin embargo, hay que tener claro que el lactar, aunque sea una vez, es beneficioso para el bebé. Pero lo que sí es cierto es que, mientras más tiempo se lacte, mayores son los beneficios.  La lactancia a término es la norma alrededor del mundo, donde la mayoría de los infantes se destetan entre los dos y cuatro años de vida. Sin embargo, esto no es la norma en nuestra sociedad.

En los Estados Unidos alrededor de un 26% de los infantes se encuentran lactando a los 6 meses de vida.  Y mientras que durante miles de años la lactancia a término ha sido la norma, en nuestra cultura, durante los pasados 100 años es donde se ha comenzado la práctica de destetar a nuestros bebés cada vez más y más temprano.  Esta práctica de "destete prematuro" no está basada en estudios, sino en las influencias culturales.

Uno de los factores que influencia el "destete prematuro" lo es el que en nuestra sociedad los pechos son considerados objetos sexuales, y no se ve la función alimenticia que tienen para los infantes, lo cual es su función natural y original.  Para todos es normal ver a una madre o criador dando un biberón; sin embargo, si se saca el pecho para lactar, todos alrededor se sienten incómodos.  Esto es parte de esta influencia de "sexualizar" los pechos.  La situación es peor para aquellas parejas que practican la lactancia a término, con infantes mayores de dos años.  Mientras nadie pestañea al ver a un bebé de dos años o tres años con un biberón, se escandalizan de ver a un trotón amamantando.

Existen muchos beneficios de la lactancia a término.  La Academia Americana de Pediatría recomienda que se lacten a todos los infantes al menos hasta el primer año de vida.  Esto es así, porque el infante continúa recibiendo los beneficios inmunológicos que solo contiene la leche humana.  Y todos sabemos que en la niñez es donde los infantes están más expuesto a todo tipo de enfermedades; en especial, aquellos infantes que van a cuido diurno.

Todos sabemos lo difícil que se hace la crianza y disciplina de un trotón.  Sin embargo, la lactancia contribuye a la crianza y disciplina, ya que los bebés son domados mágicamente por el "tete" de mamá.  Muchas pueden testificar que terminaron una rabieta, o durmieron al infante que estaba incomodo con unos cuantos minutos de "tete".  Esto es debido a que la lactancia le ofrece al bebé seguridad, acercamiento y estabilidad en esta etapa de tantos cambios, como lo es la etapa de trotón.  Cuando dejamos que el bebé se destete a su propio paso, nos quitamos de encima la incómoda tarea de destetar a un infante antes de que esté listo.

Es importante recalcar que TODOS los infantes eventualmente se destetarán.  No es lo mismo el lactar a un bebé de dos semanas que a un bebé de dos años.  Para una madre o persona lactante con un infante de pocas semanas, y en especial si es primeriza, es difícil visualizarse amamantando por par de meses; y mucho menos por años.  Sin embargo, lactancia en un trotón es bien diferente que la de un bebé más pequeño.  No es lo mismo las "tetadas de maratón" de las primeras semanas de vida.  Por lo general, los trotones piden lactar en momentos de alta necesidad, como cuando se dan un golpe, lactan por par de minutos y siguen con su vida.

Por lo general, en un trotón las alimentaciones más prolongadas son las de las siestas o las de la hora de dormir.  Esto es porque durante el día, estos se encuentran demasiado entretenidos explorando el mundo que los rodea.  De igual forma, los trotones no lactan tantas veces como un bebé más pequeño (aunque así lo parezca).  Mientras que un bebé puede lactar cada dos a tres horas, es muy fácil que un trotón lacte cada cinco horas.

Otro factor que considerar es que, aun cuando es un trotón, todavía es un bebé.  Esto quizás es bien difícil entender para una mamá con un bebé de brazos.  Pero para los criadores de un trotón, estos consideran al trotón también como su bebé; por más independiente que se vea el trotón, este todavía es un ser humano pequeño, que todavía le falta mucho por crecer y desarrollarse.  ¿Y porque ajorarse?  Los niños crecen demasiado rápido.  En un par de meses o años todo este periodo solo quedará en los recuerdos.  Si lo pensamos bien, todavía quedan muchos años para que un infante logre realmente independizarse (usualmente un mínimo de 18 años); así que el forzar la "independencia" en un trotón es forzar algo que toma en realidad años.

**<u>Señales de que el infante está listo para el destete</u>**

Aunque a veces nos parezca que el infante nunca se va a destetar; de momento, aun el trotón, comienza a mostrar señales de que está listo para el destete.  Esto es completamente "normal", en especial cuando la alimentación del infante se complementa con otros alimentos, como también cuando el infante se está volviendo más independiente.

**<u>Entre las señales de que el infante está listo para el destete están:</u>**

**Las sesiones de lactancia no son tan frecuentes**—De las primeras señales que el infante da, es que este o esta comienza a pedir el pecho menos frecuente; muchas veces porque ya los alimentos complementarios llenan sus necesidades nutricionales.  Así que si notamos que el infante ha disminuido "tetadas" (alimentaciones), esto puede ser una señal.

**Disminución en la producción de leche**—Una vez el infante comienza a reducir las tetadas (alimentaciones), esto causa a su vez que la producción comience a disminuir; ya que el cuerpo entiende que ya no es necesario producir tanta leche.  También la producción disminuye,  ya que el infante no consume tanta leche como antes.

**El infante pierde interés en el pecho**—De repente el infante pierde interés en el pecho, y se distrae, o prefiere hacer otras cosas, en lugar de amamantar.

**El infante está más interesado en los alimentos complementarios**—Al infante perder interés en el pecho, este comienza a complementar su alimentación con alimentos, y estar más interesado en ellos.

**Al infante se le olvida cómo amamantar**—Aun un infante que ha lactado por años, de momento, pasa unos días sin amamantar, y cuando pide el pecho, no sabe qué hacer. Una vez llega a este momento, por lo general, no vuelven a volver a pedir el pecho.

## Practicando el destete gentil

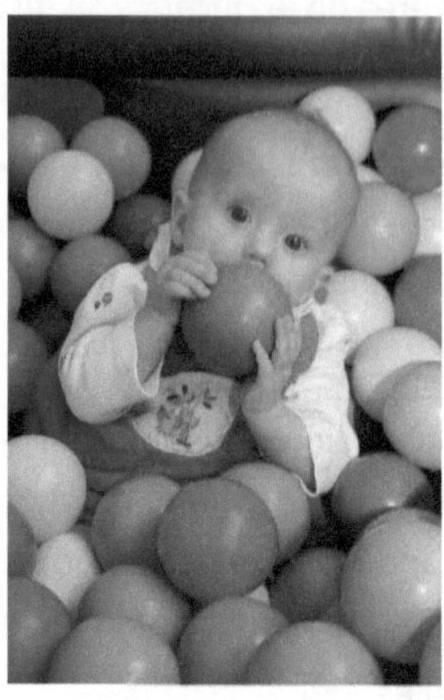

La lactancia es una de esas relaciones donde se necesita el acuerdo de ambas partes para que funcione.  Esto es así, tanto en el inicio del amamantamiento, como en el proceso de destete.  Hay muchas razones por las cuales una madre o persona lactante se decide por destetar; esto es algo personal.  Pero muchas desconocen que al igual que las primeras semanas y meses de la lactancia pudieron ser difíciles; con el destete es igual.  Es común escuchar entre las que practican la lactancia a término, el que nadie les dijo como destetar.

No importa en qué etapa de la lactancia la pareja lactante se encuentre, hay que tener en mente que el destete es un proceso que toma tiempo; y que debe llevarse con gentileza, de forma que no sea traumático ni para el infante ni para la persona lactante.  También hay que tener en cuenta que el destete no es algo de "hoy" para "mañana". No es como decir *"Ya no hay más teta."*, y se acabó el evento. Hay muchas "recaídas" (o así le llaman las personas lactantes), que cuando piensan que el infante ya se desteto, este vuelve a pedir el pecho. Esto es algo "normal", que les ocurre a TODOS los mamíferos; y no es que estemos fallando o haciendo algo mal. También, el destete puede ser un proceso bien emotivo, tanto para la persona lactante como para el infante. Durante el destete se hace la transición de una rutina a otra. Es como una graduación. Por eso, la clave de un destete gentil es la PACIENCIA.

### Aquí unos pasos a seguir cuando queremos practicar el destete gentil:

**Se paciente**—El destete debe ser un proceso lento y gradual, de forma que le dé tiempo al cuerpo de la madre o persona lactante a ajustarse, tanto física como hormonalmente. De esta forma, los cambios serán menos drásticos; como también se evitan problemas como la congestión, los ductos tapados, y la mastitis. También, el destete gentil le da tiempo al infante a adaptarse. Los infantes son seres de rutina, y muchas veces resisten los cambios, en especial, aquellos cambios que son importantes para ellos, como en el caso del pecho.

**Elimina gradualmente una tetada a la vez**—Se recomienda que se esperen días, o mucho mejor, semanas, antes de eliminar otra tetada. Así que debes

107

prepárate mentalmente que el proceso de destete puede tomar semanas y hasta meses (a menos que se practique el destete abrupto, el cual no es lo más recomendable).  Te parecerá una eternidad el proceso de destete; pero al final, valdrá la pena.  No creo que ninguna madre o persona lactante quiera terminar algo tan bello como dar el pecho, con algo tan traumático como un destete abrupto.  Tampoco queremos que esas sean las memorias de lactancia de nuestro infante.

**Aun cuando no amamantes, sigue brindando consuelo—** Algunos infantes se le hace más difícil el proceso de destete que a otros, ya que muchos dependen del pecho, no solo para nutrición, sino también para consuelo.  Es común, en especial en la etapa de trotón, que el pecho sea la mejor manera de controlar las rabietas, aliviar el dolor de un golpe, consolar cuando se tiene miedo, ayudarnos a dormir más rápido, etc.  En el proceso de destete es conveniente tener con el infante mucho contacto, muchos abrazos, muchas caricias, muchos besos, mucho amor, mucho tiempo junto, mucha paciencia.  Si practicamos el destete alejándonos del infante, rechazando el acercamiento (muchas lo hacen inconscientemente, pensando que así no pensara en el pecho), el infante se siente rechazado, lo cual es emocionalmente traumático para ellos.

**Habla con el infante sobre el destete**—Esto funciona más en la etapa de trotón, donde podemos hablar del tema de cuando ya no habrá más "tete". Quizás estos no comprendan muy bien a que te refieres, pero le da la oportunidad al infante de irse adaptando a que va a ocurrir algún cambio. A veces el despedirse de la "teta", hacer una fiesta a las "tetas", el permitir que "las abrace" y las "bese"...todo esto ayuda a un destete gentil.

**Utiliza la distracción**—Cuando estamos en el proceso del destete gentil y gradual, muchas veces el trotón nos pide el pecho. En estos casos podemos usar la distracción, y decirle "Ahora no hay teta, pero podemos lactar en un rato." Ese "rato" puede ser cuando lleguemos a casa, o luego de comer, o luego del baño, o luego de jugar. De esta forma, el infante se va a ajustando al cambio de rutina; aparte de que no le estamos diciendo un "NO" definitivo, y el infante se siente rechazado; sino que le estamos diciendo que va a lactar después de "x" situación. El momento de destete en un trotón (en diferencia a un infante de menos tiempo) es un momento donde también podemos conectarnos con este o está a través de juegos, lectura, hacer galletitas juntos, rompecabezas...que vea que hay un mundo y cosas divertidos que hacer, aparte del pecho.

**Reemplazar el pecho**—Esto suele ser más conveniente en infantes menores de un año, donde uno puede reemplazar una tetada (alimentación) con una botella. En el caso del trotón, la mayoría de los criadores se deciden por no reemplazar el pecho por botella.  Sería mucho mejor reemplazarlo por diferentes medidas de "consuelo" como las que he mencionado antes.

**Cuida tus pechos**—Si practicamos el destete gentil, se recomienda que el destete sea "gradual"; es decir, ir eliminando las tetadas "poco a poco" y no todas de una vez.  Si tus pechos se sienten duros y congestionados, esto es "señal" de que el destete se está practicando muy rápido.  Aun así, algunas de ustedes no desean introducir de nuevo una tetada (alimentación) que ya eliminamos. En estos caso, la extracción con las manos es útil, para aliviar así un poco la llenura (no "vaciar" los senos).

**Remedios que ayudan a "secar" la leche**—En algunos casos es necesario recurrir a estos remedios para disminuir la producción.  Usualmente el problema de "llenura" en los pechos durante el destete es más común en personas destetando al infante menor de 1 año.  Muchas recurren a infusiones de hierbabuena (algunos dicen que funcionan, y otros que no); hojas de repollo frías de refrigerador sobre los pechos;  compresas frías; descongestionantes como Sudafet.  Se sugiere que hables con tu médico, consultora de lactancia IBCLC, u otro profesional de lactancia, a ver cuál remedio para disminuir la producción es mejor para ti.

**Involución de los senos**—Ya al final del proceso de destete, a muchas le sorprende que los pechos se "encogen" a un tamaño menor al de antes de quedar embarazadas.  Esto es algo "normal" y con el tiempo, los pechos volverán a su tamaño de antes (y quizás, hasta un poco más grandes).  Para algunas, este proceso de "involución" puede ocasionar un poco de molestias; mientras que para otras no.  Esto también es "normal". También es "normal" continúa produciendo un poco de leche; aun años después del destete.

**Disminuye el tiempo de las tetadas (alimentaciones)**— Este consejo es bien útil, en especial cuando el trotón pide amamantar frecuentemente.

**Cambio de rutina**—Los infantes son seres de rutina.  El destete gentil es mucho más fácil cuando cambiamos la rutina, haciendo algo totalmente diferente a lo que solemos hacer.  Muchas veces acostumbramos al infante a amamantar en "x" sofá o butaca; o cuando hablamos por teléfono.  Un cambio de rutina durante el destete gradual seria, cambiar de habitación (de donde nos pasamos usualmente), salir al parque, a la tienda, o a casa de un familiar.  Al hacer un cambio de rutina, el infante se entretiene, y se olvida de lactar.  En el caso del destete nocturno, el cambio de rutina también suele funcionar; como por ejemplo, que papá o el cuidador atienda sus necesidades nocturnas; cambiar el pecho por leer un libro, o cantar canciones.  De esta forma el infante cambia el

111

pecho por otra rutina que también lo ayudará a quedarse dormido sin el pecho.

**Ofrécele alimentos y/o bebidas**—De esta forma estamos llenando las necesidades calóricas y de nutrientes que antes provenían de la leche humana.  También, el ofrecerle su "merienda favorita" ayuda a distraerlo del pecho.  A veces, el ofrecerle agua, o leche (puede ser leche humana, leche de vaca, o bebidas sustitutas de la leche) ayudan, ya que muchas veces piden el pecho por sed, y no por otra necesidad.

**Busca el apoyo de papá o el criador**—La crianza es cuestión de dos.  Es de mucha ayuda cuando estamos en el proceso de destete, que el otro criador comparta aún más las necesidades del infante; en especial, porque a menos que uno practique la co-lactancia, el infante no asocia a la otra persona con lactar, ayudando a cambiar la rutina.

**Prepárate a afrontar tus propias emociones**—Mientras que podemos tener un deseo intenso de destetar (es parte de la naturaleza), a la vez, comenzamos a sentir tristeza y nostalgia de que esta fase está por terminar.  Es "normal" en un momento estar alegres de nuestra "nueva libertad", y de tener nuestros cuerpos de vuelta; mientras que otros momentos, nos da tristeza, y hasta pueda que se nos salgan algunas lágrimas, cuando el proceso este por terminar, o terminó.

## El destete prematuro

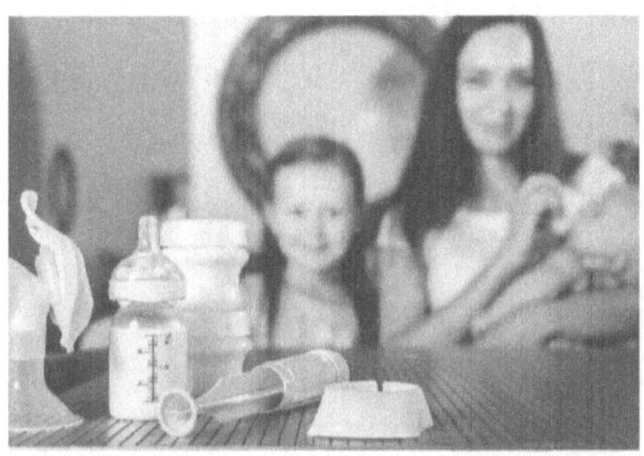

Aunque la decisión del destete es algo personal entre la pareja lactante, muchas veces la persona se decide por un destete prematuro (destete antes de que ambos estén listos) por diferentes razones, tales como:

**Dolor**—Aunque la lactancia no debe doler, muchos problemas comunes de lactancia causan dolor (pezones lacerados, congestión en los senos, ductos tapados, mastitis).  En estos casos, si la persona busca ayuda y apoyo para solucionar o "corregir" el "problema", se puede ayudar a que la pareja amamante por más tiempo.

**Baja producción**—La mayoría de las madres o personas lactantes, excepto en casos excepcionales, pueden producir suficiente leche para uno o más infantes (aun cuando se piense lo contrario).  En casos donde la pobre producción de leche es real, se recomienda buscar ayuda con una consultora de lactancia IBCLC u otro profesional de lactancia.

113

**Falta de apoyo**—Es difícil continuar amamantando sin contar con suficiente apoyo.  Estudios científicos han demostrado que la aprobación y apoyo de la pareja hacia el amamantamiento es uno de los factores más importantes para predecir la duración y el éxito del amamantamiento.  También se ha demostrado que la falta de apoyo suele influir grandemente en el destete prematuro.

**Fatiga**—El recuperarse del parto, junto con las primeras semanas del infante, requieren mucha energía; mucho más si en adición tiene otros hijos a quien cuidar, u otras responsabilidades.  Es por esto por lo que el apoyo de la familia y amistades es esencial.  De no contar con ayuda, se recomienda quizás los servicios de una doula posparto en estas primeras semanas.

**Retorno prematuro al trabajo o los estudios**—Hay situaciones donde se debe retornar a sus labores a tan solo días o semanas luego del parto, sin que la lactancia esté establecida, dificultando tanto la lactancia como la extracción y producción de leche.

**Condiciones en el infante**—Hay situaciones donde existen condiciones en el infante donde se le dificulta amamantar directamente al pecho (infante prematuro, labio fisurado, paladar hendido, frenillo, etc.).  En estos casos se recomienda visitar una consultora de lactancia IBCLC u otro profesional de lactancia, para recibir ayuda y orientación relacionada directamente a su situación en particular.

**Medicamentos**—Aunque la mayoría de los medicamentos son compatibles con la lactancia; hay algunos medicamentos que no lo son, como por ejemplo, la quimioterapia o el uso de yodo radiactivo.

**Vergüenza**—A algunas le provoca mucha ansiedad lactar en público.  Y aunque hay técnicas y ropa que facilita la lactancia discreta, aun así, algunas no se sienten cómodas.

**Deseo de un nuevo embarazo**—En algunos casos, en especial en personas entradas en edad o con problemas de fertilidad, donde se busca rápidamente un nuevo embarazo; estas desean o se deciden por un destete prematuro.


## Como prevenir el destete prematuro

**Buscar apoyo**—Si la madre o persona lactante no está, o está recibiendo muy poco apoyo en el hogar, esta puede unirse a un grupo de apoyo de lactancia en su comunidad. También existen muchos grupos de apoyo dentro de los diferentes plataformas en los medios sociales.

**Mantener una buena producción**—Se recomienda que la madre o persona lactante practique la lactancia exclusiva a demanda; que amamante frecuente, y evite el bobo (pacificador) y el biberón.  De tener problemas con su producción, esta puede visitar una consultora de lactancia IBCLC u otro profesional de lactancia para ayuda.

**Evitar problemas de lactancia**—Se debe educar a la madre o persona lactante de cómo evitar y como tratar los problemas más comunes de lactancia.  De esta forma es menos probable que se dé por vencida si los presenta.

**Cuidado personal**—Es importante que la madre o persona lactante descanse, ingiera suficientes líquidos, y se alimente bien.  Es importante que esta reciba apoyo y ayuda de su pareja, familiares y amigos.

**Destete iniciado por la madre o persona lactante**

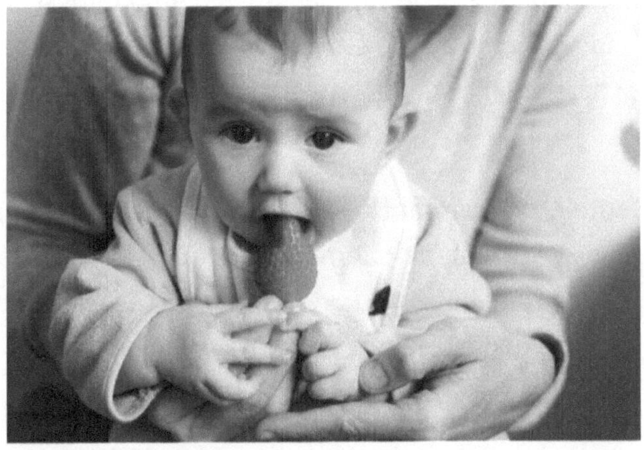

La clave para un destete saludable es un destete que se inicia de forma gradual.  Nuestro rol como lactante que inicia el destete no es forzar al infante a una nueva etapa de su vida, sino ayudarlo a que haga la transición a esta nueva etapa de desarrollo.  Las siguientes sugerencias se ofrecen para que se logre un "destete gradual" y sobre todo "gentil":

**Comienza eliminando las tetadas menos favoritas primero**—Por lo general, estas son las alimentaciones o tetadas que no se relacionan ni con siestas ni con la hora de dormir (estas tienden a ser las favoritas y por lo general, las ultimas que se eliminan).

**Minimiza las situaciones que inducen al bebé a lactar**—Es cortar todo patrón que le recuerde al bebé lactar; como sentarse en el sillón, o acostarse en la cama, o que el bebé te vea cambiando de ropa, o desnuda.

117

**Utiliza el método "no ofrezcas pero no rechaces"**—No le acuerdes al bebé que le toca lactar.  Sin embargo, si el bebé pide lactar, trata de entretenerlo en otra actividad.  Pero si persiste insistiendo en lactar, no le rechaces el pecho.

**Mantente en movimiento**—No te mantengas en un lugar ni sentada ni recostada por mucho tiempo.  Lo que sucede es que cuando el bebé ve a uno sentado o recostado, este aprovecha estos momentos para insistir en lactar.

**Mantén al bebé ocupado**—Muchas veces el bebé pide lactar por puro aburrimiento.  Toma momentos para cantarle, leerle libros, o irse de paseo al parque.

**Establece límites**—Uno le establece límites al infante (en especial al trotón, que es más verbal) como por ejemplo, *"solo lacta cuando hay sol"* o *"solo lacta cuando no hay sol"*.

**Estate preparado a volver a lactar en momentos de enfermedad**—en algunos casos, el infante en proceso de destete de repente se enferma.  Es normal que durante este periodo de enfermedad se descontinué el proceso de destete; como también es normal que durante el proceso de enfermedad, el infante pida lactar más frecuente.

**El momento de iniciar el proceso de destete debe ser apropiado**—Si el infante ya está mostrando señales de destete, el proceso suele ser uno rápido y fácil.  Sin embargo, si el infante no está mostrando señales de que

118

está listo para destetarse, se debe considerar llevar el método de destete "gentil" y "gradual".  Cuando nos referimos a un "destete gradual", esto quiere decir, en otras palabras, que el destete total va a tomar más de un mes en llevarse a cabo.  Esto no solo es una forma "gentil" de hacer la transición para el infante; sino que también la persona lactante se beneficia, ya que el cuerpo se va adaptando y ajustando a disminuir la producción de leche, evitando problemas como ductos tapados, congestión en los senos, y mastitis.

**Eliminar tetadas gradualmente**—El eliminar tetadas (alimentaciones) de forma gradual, es el proceso de ir reemplazando una tetada (alimentación) con la tasa.  Esto puede ser tan rápido como una tetada por semana, o cada dos a tres semanas (según la pareja lactante se sienta cómoda).  Aun cuando vamos a eliminar tetadas de forma gradual, aun así se recomienda seguir la regla de oro de "no ofrezcas, no rechaces"; es decir, si el infante pide el pecho (y realmente reconoces que no es para "tocar base"), sino que sí tiene la necesidad de amamantar, no pasará nada negativo si le das el pecho.

**Distracción**—La distracción es la mejor recomendación en el momento de destete, ya que el infante deja de enfocarse en el seno; y se enfoca en otras cosas.  Una forma también de no provocar que el infante se interese en el seno, es evitar ocasiones que le acuerden el pecho, como cuando nos cambiamos o cuando salimos del baño sin ropa.  Si ve los senos, se va a recordar de lactar.  El distraer consiste en que, si el infante te pide el pecho, le puedes distraer con un juguete, leer un libro, o un paseo.

**Que el padre o la pareja atienda las necesidades del infante**—Para comenzar, hay que hacer claro que la crianza es cuestión de "dos"; es decir, el padre o la pareja, no te "ayuda", sino que es su deber como padre o criador de compartir las necesidades del infante.  Con esto en mente, cuando estamos practicando el proceso de destete iniciado por la madre o persona lactante, suele ser de gran ayuda cuando se "intercambia" el rol del criador principal con el otro criador.  Esto es prácticamente "esencial" en el destete nocturno, el cual la mayoría de las veces es el más retante.

**Sustituye las tetadas por "meriendas"**—Esto suele funcionar más con los trotones (que usualmente hacen tres comidas y dos meriendas al día).  En estos casos, si el trotón pide el pecho, uno le puede ofrecer una merienda nutritiva, en lugar del pecho.  Al ofrecer meriendas, ten en cuenta prepararlas de acuerdo con la edad del infante (cortes y texturas).  En infantes menores de 12 meses, pero mayores de 6 meses, uno puede "sustituir" las tetadas con una tasa de leche humana (en especial si tenemos un buen banco de leche) o formula.  No se recomienda ni leche de vaca ni bebidas sustitutas antes de los 12 meses de vida.

# El destete parcial

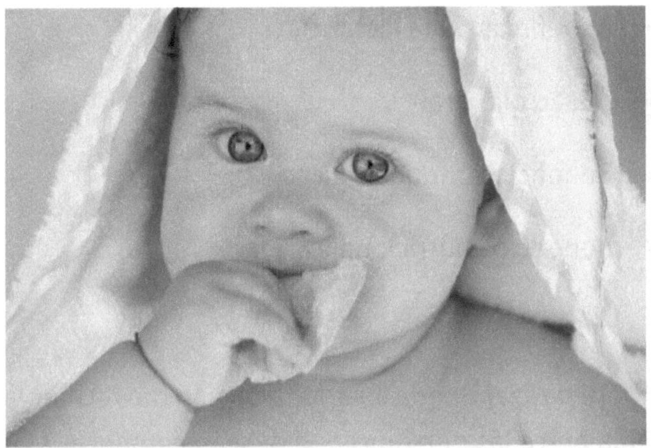

La lactancia no tiene que ser un periodo de "o todo o nada".  Son muchas madres y personas lactantes que practican el "destete parcial" o lactancia parcial. En estos casos cae el "destete nocturno"; como también, hay situaciones donde hay separación entre la pareja lactante (estudio, trabajo), donde se amamanta cuando la madre o persona lactante está en casa; mientras que se le ofrece biberón con formula cuando la persona no está.  También se puede considerar como "destete parcial" los casos que la madre o persona lactante combina con formula (ya sea por baja producción, lactancia inducida, co-lactancia, etc.).

<u>**Los beneficios del destete parcial lo son:**</u>

> ➢ Beneficios de la lactancia

> ➢ Desarrollo oral

> ➢ Beneficios inmunológicos

> ➢ Beneficios nutricionales

El destete parcial tiende a ser una opción mayormente escogida entre las personas que desean comenzar el destete, pero no desean destetar por completo, o en las que trabajan, que desean descontinuar la extracción de leche durante las horas de trabajo.  Si el infante tiene menos de 6 meses, este tendrá que ser suplementado con formula infantil; sin embargo, si el bebé tiene más de 6 meses, ingiere alimentos complementarios, este no necesitaría ser suplementado con formula.

Muchas personas lactantes se preocupan de si el pecho continuará produciendo leche, aun cuando solo se peguen al bebé al pecho una o dos veces al día.  Si la lactancia estuvo establecida (lactancia exclusiva por los primeros 6 meses de vida) y ahora has destetado de forma parcial, la producción de leche continuará siempre y cuando se continúe removiendo leche de los pechos, aun cuando sea de forma "parcial".

En algunos casos los infantes comienzan a rechazar el pecho, no por la falta de leche, sino por el cambio del flujo de leche.  A el bebé estar destetado parcialmente, y este recibe más alimentaciones por botella, es común ver en algunos casos que el infante comienza a rechazar el pecho por "confusión de mamadera" (el flujo de las mamaderas tiende a ser mucho más rápido que el flujo del pecho).

## El destete nocturno

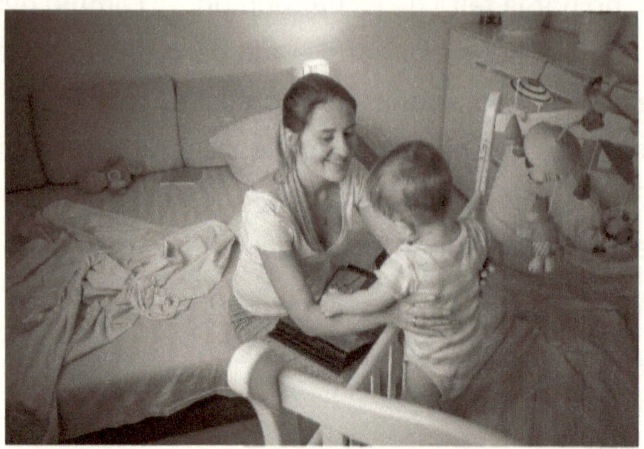

La lactancia a término es una forma excelente de
continuar el enlace y proveer al trotón consuelo, nutrición
e hidratación.  Pero es natural que llegue el momento en
que nos sintamos que necesitamos un poco de espacio,
como también necesitamos volver a dormir.  En estos
casos, no hay que pensar en destetar por completo; el
destete nocturno puede ser la solución.  Sin embargo,
cuando hablamos del destete nocturno, no estamos
hablando de ningún método de dejar llorar al bebé o
infante por horas, hasta que por fin se duerma.  El destete
nocturno se puede lograr gentilmente, y sin lágrimas.  Una
de las ventajas del destete nocturno es que, no solo te da
la oportunidad de relajarte y descansar, sino que también
ayuda a que muchos infantes comiencen a dormir toda la
noche.

Muchas veces se considera destetar al infante, simplemente porque este demanda mucho el pecho en las noches, causando mucho cansancio en los criadores.  Es normal que en los primeros meses todo bebé se levante frecuentemente; y con el pasar de los meses los bebés comienzan a levantarse de noche con mucho menos frecuencia.  En el caso del infante que sigue levantándose frecuentemente, aun luego de la etapa de recién nacido, suele ser señal de los infantes de "alta necesidad".  Sin embargo, no importa cual sea la personalidad y o necesidades del infante, llegará el momento en que ambos van a dormir "toda la noche".

Sin embargo, cuando el despertar del bebé es exageradamente exagerado (doble redundancia) y se afecta las funciones diarias de los criadores, estos comienzan a resentir la lactancia.  En estos casos, en lugar de pensar de un destete definitivo, se puede considerar un destete parcial en las noches.  Aun cuando no se logre que el bebé duerma toda la noche, el cortar las alimentaciones nocturnas tienden hacer la situación más tolerable para la madre lactante, como para el resto de la familia.

**"Llena" al infante durante el día**—A los trotones les encanta lactar.  Sin embargo, están tan "ocupados" durante el día, que se les olvida lactar.  Pero en la noche, cuando se está próximos a ellos, estos quieren comer todo lo que no comieron durante el día en la noche.  O por si por otra parte, la madre o persona lactante trabaja durante el día, de noche el infante quiere recuperar el tiempo perdido.  La solución es simple; si se amamanta más frecuente durante el día y las tardes, el infante lactará mucho menos en la noche.

**Aumenta el contacto "piel a piel" de día**—Los primeros 4 meses de todo bebé por lo general lo llevamos más tiempo en brazos, muchas veces en algún tipo de porteador; pero mientras más el bebé va creciendo, menos lo llevamos en brazos, en especial si gatea o camina.  Muchas veces el bebé recupera esta falta de contacto entre él y el criador lactando más veces de noche.  A veces, los bebés que están comenzando a gatear o a caminar tienden a lactar más de noche (mientras más independientes son de día, más dependientes son de noche).

**Despierta al infante para una alimentación completa antes de tu irte a dormir**—Muchas veces nos acostamos a dormir y esperamos que en una o dos horas el bebé nos despierte.  Pero, si nosotras despertamos al bebé para que lacte antes de nosotras irnos a dormir, el bebé por lo general va a dejarnos dormir un poco más.

**Trata de introducir en el bebé otras formas de quedarse dormido**—Luego de alimentar al bebé, pero que todavía no esté dormido, se puede tratar de dormirlo,  ya sea un porteador,  o meciéndolo en un sillón, o quizás hasta papá u otra persona pueda atender sus necesidades nocturnas luego de haber amamantado.

**Haz el pecho menos disponible**—Se recomienda que de noche, uses una bata de dormir o pijama donde el pecho no esté accesible.  Se piensa que si el bebé no se le hace fácil encontrar el pezón, más rápido se dormirá.

**Solo dile que no**—En algunos casos, si el infante pide el pecho de noche, se le dice que ahora no, que luego en la mañana cuando salga el sol.  Por lo general, si uno se lo dice de una forma tranquila y pacífica, el infante lo acepta sin protestar.

**Dile que las "tetes" se fueron a dormir**—Los trotones en especial entienden casi todo lo que les decimos.  Y el decirle cosas como *"vas a lactar cuando el sol este despierto"*, o *"las tetes se despiertan con el sol"* les hace mucho sentido.  Si se despierta en la noche, recuérdale que las *"tetes están dormidas"*.  Así este va entendiendo el mensaje que si las "tetes" están dormidas, también él debe de dormirse.

**Ofrece un sustituto**—prácticamente no hay nada que sustituya las "tetes" de mamá.  Pero si papá u otro criador atiende sus necesidades nocturnas, el bebé deja de esperar obtener el conforte que les ofrecen las "tetes" de la persona lactante.  En algunos casos el bebé protesta cuando es otra persona quien viene a atenderlo; pero hay que diferenciar que el llorar en brazos de un criador que lo quiere y lo ama no es lo mismo que dejarlo llorar solo en una cuna.  Es bien importante que el criador tenga mucha paciencia y calma en estos cambios;  y no molestarse cuando el infante rechaza el consuelo que este puede proveerle.  Se sugiere que si se va a utilizar esta táctica se comience un fin de semana o los días libres del criador sustituto.

**Aumenta la distancia de los arreglos de dormir**—mientras que en los primeros meses o durante el primer año se sugiere que uno duerma en proximidad al infante; luego se fomenta que se comiencen a introducir otros arreglos de dormir.  Si el infante comparte la cama familiar, se puede comenzar con prepararle una camita al lado de tu cama, o quizás tirar un colchón o un futón en el piso al lado de la cama.  El padre o criador que no amamanta se puede acostar a su lado del infante hasta que este se quede dormido, o si se despierta en la noche.  Si aun así el infante insiste en lactar de noche, entonces se puede considerar cambiarlo de habitación.  Para esto, es necesario que papá o criador se "mude" temporeramente a la habitación del bebé, y sea el sustituto del "tete".

**Por último…Sigue las señales del infante**—Se deben fijar en el comportamiento diurno del infante para ver cómo está reaccionando al destete nocturno.  Si el comportamiento de tu bebé es el mismo que antes de comenzar el proceso de destete nocturno, entonces se fomenta que sigas con el proceso.  Sin embargo, si el infante está más llorón, más irritable, más apegado, o más distante, estos son señales de que debes ser más suave o flexible con el destete nocturno.

Todos los infantes aprenderán en un momento u otro a dormir "toda la noche".  Esta etapa de la crianza eventualmente pasará.  Si consideramos en que el promedio de vida de los humanos es alrededor de 80 años (y hoy en día es fácil pasar los 100 años), la realidad es que este tiempo de lactancia y crianza de apego es relativamente corto.  Sin embargo, las memorias de estos días perduraran para siempre, tanto en tus recuerdos como en los de él o ella.

## El destete abrupto

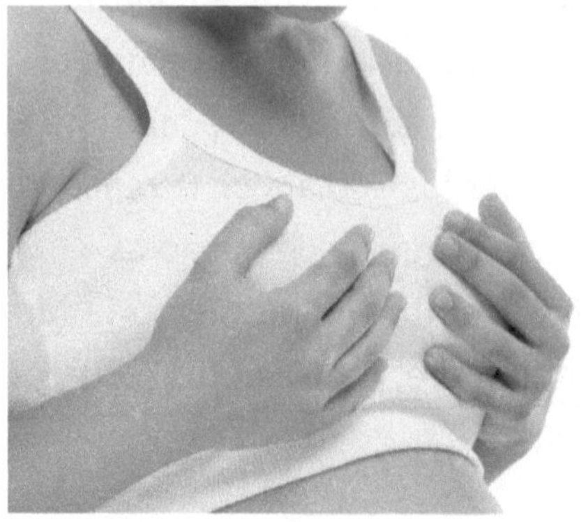

El destete abrupto consiste en lo mismo que dice la palabra; la madre o persona lactante termina la lactancia de forma "abrupta" o repentina.  Hay que tener en cuenta que este tipo de destete es difícil, tanto para la persona lactante como para el infante; y que puede causar angustia, tanto física como emocional, tanto para la persona lactante como para el infante; como también incrementa potenciales problemas de lactancia, como congestión en los senos, ductos tapados, y mastitis.

Con el destete abrupto, el infante suele llorar y ponerse irritable cuando se le rechaza el pecho.  A su vez, el cambio abrupto hormonal en la persona lactante la puede llevar a cambios de humor, cambios de ánimo, y hasta depresión.

**<u>Entre los potenciales problemas que se pueden encontrar con el destete abrupto están:</u>**

**Dolor en los pechos**—Si se practica el destete abrupto, los senos se congestionan con leche, causando molestia y dolor.  Si este es el caso, se puede extraer un poco de leche con las manos, para aliviar la congestión (el uso de máquina de extracción suele prolongar el problema).

**Ductos tapados**—Cuando se para de forma abrupta la lactancia, los senos se congestionan, lo cual a su vez puede causar ductos tapados; los cuales causan dolor severo en el pecho.  De uno no solucionar un ducto tapado en 24 horas, puede ser necesario comenzar terapia de antibióticos, para así evitar una mastitis.  El alternar entre compresas frías y calientes, junto con la extracción con las manos, suele controlar y evitar los ductos tapados.

**Cambios de humor**—Muchas personas lactantes experimentan cambios de humor extremos durante el destete abrupto, debido al cambio abrupto hormonal, causado por el mismo destete.  Si los cambios de humor persisten o son severos, se debe hablar con su médico.

**Gotereo de los pechos**—Los pechos no se "secan" de un día para otro; y el tiempo en que se "secan" varia de persona a persona (mientras más tiempo se ha amamantado, más tiempo tarda en reducirse la producción en un destete abrupto).  Mientras la

producción de leche se reduce, los pechos pueden
goterear.

**Retorno de la menstruación**—El retorno de la
menstruación varia de persona a persona; pero son
muchas las madre o personas lactantes que están sin
periodo menstrual durante el tiempo en que están
practicando la lactancia.  Una vez se deja de amamantar, la
menstruación vuelve a retornar.

**Se reduce el tamaño de los senos**—Una vez uno desteta al
infante, las glándulas mamarias comienzan a encogerse y
volverse inactivas; y la leche que permanece en los senos
es reabsorbida por el cuerpo.  Sin embargo, uno puede
continuar botando leche por semanas o meses (algunas
para siempre).  Una vez uno ha practicado la lactancia a
término, es como si uno pudiese inducir la lactancia en
cualquier momento.

**Cansancio y fatiga**—Muchas destetan con la idea de que
ahora van a descansar.  Sin embargo, cuando se practica el
destete de forma abrupta, los niveles de estrógeno y
progesterona cambian de forma abrupta, causando a su
vez fatiga extrema.

**NOTA:**  Hay que aclarar que todos estos "cambios" suelen
ser temporeros.  Una vez la producción de leche disminuya
o se "seque", los síntomas se reducirán.

**Cuando la persona NO desea lactar:  Como "secar" la producción de leche**

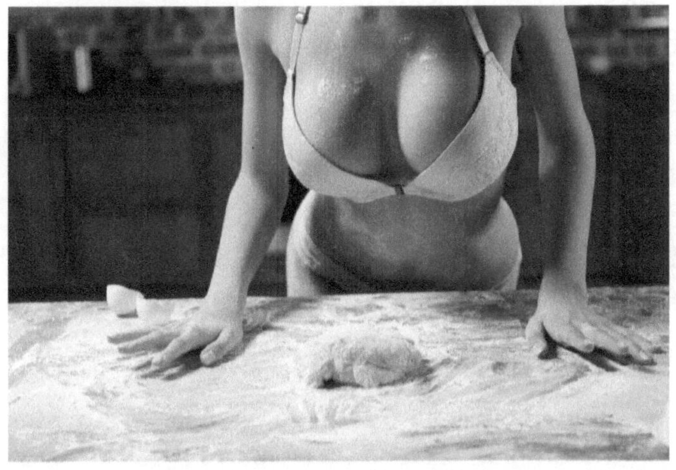

Hay muchas razones por las cuales una persona desea no continuar produciendo leche; algunas, porque se decidieron que la lactancia no era para ellas; otras porque sufren de sobreproducción; y otras, porque están pasando por el proceso de destete.  Y mientras que mayormente se recomienda el destete "gradual"; muchas quieren que el proceso de producir leche termine rápidamente.

Aun cuando tengamos la intención de no lactar, el cuerpo está diseñado para iniciar la lactancia (galactogénesis) tan pronto como cuando "parimos" la placenta.  Si amamantamos o nos extraemos la leche en esos primeros días, ya para el tercer o cuarto día tenemos una mayor producción de leche.  Sin embargo, para la persona que no desea lactar, ya sea porque decidió de antemano que la lactancia no era para esta; o en casos donde ha ocurrido

133

una perdida, puede ser que la persona desee "secar" la leche lo más pronto posible.  De este ser el caso, se recomienda que no se extraiga la leche ni se amamante al infante; para que de esta forma el cuerpo comience al producir el "Factor Inhibidor de Prolactina" (FIP o PIF en inglés), que le da la señal al cuerpo para que no produzca leche.

**<u>Sin embargo, aun con esta recomendación, la persona va a tener bajada de leche y producción por unos días. Entre las sugerencias que se dan esta:</u>**

- ➢ Utiliza un sostén cómodo diseñado para maternidad, lactancia o posparto (nada de sostén apretado, ya que puede causar daño al seno y empeorar la situación).
- ➢ Coloca hojas de repollo frías de refrigerador en el sostén.
- ➢ Utiliza compresas frías para aliviar la inflamación y las molestias.
- ➢ Habla con tu médico o partera sobre la alternativa de tomar algún medicamento para reducir la molestias en los senos.
- ➢ No utilices la bomba de extracción, ya que estimula a que se continúe produciendo más leche; mejor utiliza la extracción con las manos.
- ➢ Habla con una Consultora de Lactancia IBCLC, u otro profesional de lactancia, para que esta diseñe un plan específico a tu caso para disminuir la producción o  "secar" la leche.

El proceso y tiempo de "secar" la leche varía entre una persona y otra.  Sin embargo, ya en un par de días la persona puede notar que la producción ha disminuido.  También hay que tener en cuenta el tiempo en que la persona estuvo amamantando.  No es lo mismo disminuir o "secar" la producción de alguien que nunca amamantó, que disminuir o "secar" la producción de alguien que llevaba más tiempo amamantando (a estas le puede tomar mucho más tiempo).

**En caso de que la persona destetando sienta congestión en los pechos y/o dolor, se recomiendan las mismas medidas que se usan para evitar que "llegue la leche" inmediatamente en el posparto:**

- Utiliza un sostén cómodo diseñado para maternidad, lactancia o posparto (nada de sostén apretado, ya que puede causar daño al seno y empeorar la situación).
- Coloca hojas de repollo frías de refrigerador en el sostén.
- Utiliza compresas frías para aliviar la inflamación y las molestias.
- Habla con tu médico o partera sobre la alternativa de tomar algún medicamento para reducir la molestias en los senos.
- No utilices la bomba de extracción, ya que estimula a que se continúe produciendo más leche; mejor utiliza la extracción con las manos.

<u>**Lo que sí se recomienda que se evite durante el destete es:**</u>

- ➢ Evitar compresas calientes (o duchas calientes), ya que el calor empeora la congestión y el dolor.
- ➢ Extracción con máquina, ya que aunque alivia la congestión, fomenta a que el cuerpo continúe produciendo más leche.  Es mucho mejor la extracción con las manos.
- ➢ Masaje o compresión de senos, ya que fomenta la producción de leche.

**Uso de medicamentos para disminuir o "secar" la leche**

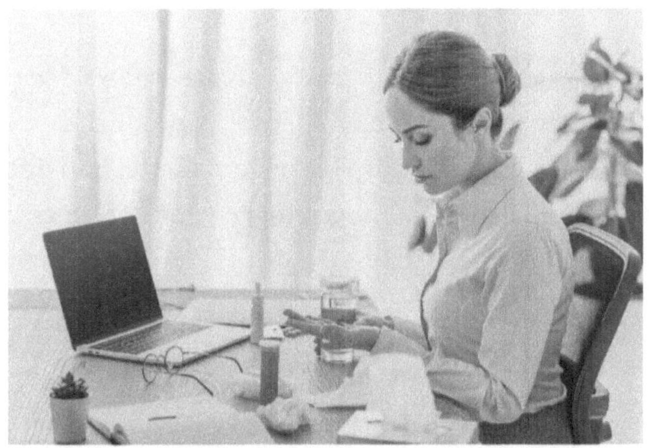

Mientras que también hay medicamentos que ayudan a disminuir y "secar" la producción de leche (bien populares en la generación de las abuelas, donde se les prescribían a casi todas las recién paridas), estos se dejaron de prescribir, debido a los potenciales efectos secundarios, que eran muy peligrosos para la salud.  Sin embargo, sí hay medicamentos en el mercado, que se venden sin receta, que ayudan a disminuir o "secar" la producción.  Lo que sí se recomienda es que, aunque estos medicamentos se venden sin prescripción médica, se discutan estas alternativas con su médico.

**Medicamentos bajo prescripción médica**—Todavía algunos médicos prescriben parlodel y cabergolina para disminuir o "secar la producción.

**Píldora anticonceptiva**—La píldora anticonceptiva a base de estrógeno ayuda a disminuir y "secar" la producción de

137

leche.  Para estas también es necesario una prescripción médica.

**Descongestionantes**—Estos, al igual que "secan" las secreciones nasales, también "secan" la producción de leche.  El más popular entre las personas es el Sudafet. Pero también, cualquier medicamento que contenga descongestionante funciona.


### <u>Uso de remedios "naturales" para disminuir o "secar" la leche</u>

**Infusión de Salvia y/o Menta**—Estos suelen ser los remedios naturales para disminuir o "secar" la producción de leche.  También vienen infusiones ya preparadas con diferentes "anti galactagogos" que se venden con el mismo propósito.

**Hojas de repollo**—para las personas que han utilizado medicamentos y remedios para reducir o "secar" la producción de leche, estas suelen decir que este es uno de los mejores remedios.

## Cambios que se pueden esperar en el infante destetado

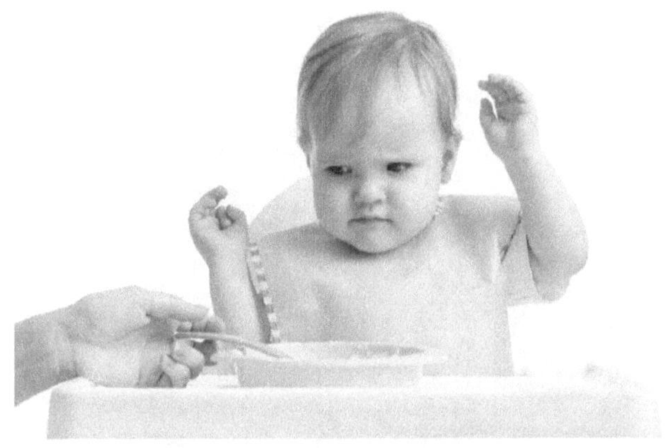

Los infantes suelen reaccionar de diferentes manera en cuanto al destete; y aunque cada pareja lactante es diferente, también el tipo de destete que se practique suele influenciar.

Entre algunos cambios que podemos notar cuando el infante es destetado son la ansiedad de separación.  Los infantes son seres de rutina.  Y aun cuando practiquemos un destete "gentil" y "gradual", algunos infantes muestran ansiedad de separación, en especial, si el destete ha sido abrupto, o el infante no estaba listo para este.  De momento el infante está más irritable y apegado de lo usual.  En esta etapa funciona practicar más actividades que brinden "consuelo", como pasar más tiempo acurrucados, hacer actividades y juegos que le gusten al infante, muchos abrazos y muchos besos.

139

**Cuidando de los pechos durante el destete**

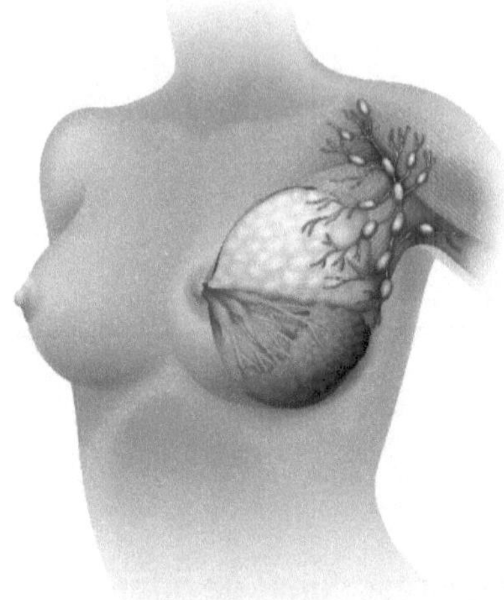

La clave para tener unos pechos cómodos durante el
destete es practicando el "destete gradual".  Sin
embargo, sabemos que no siempre esta no es la
situación. De practicar un "destete abrupto", o de ir
demasiado rápido en el destete gradual, los senos van
a dar la señal, volviéndose congestionados, lo cual se
podría complicar con ductos tapados, y/o mastitis.

**Elimina las tetadas (alimentaciones) poco a poco**—Si
vamos a practicar el destete gradual, lo ideal es no
eliminar tetadas (alimentaciones) más rápido de 1
tetada por semana.  De esta forma, el cuerpo se va
adaptando lentamente a producir menos leche,
evitando posibles problemas.  Si los senos se
congestionan, esto quiere decir que vas muy rápido.

140

**Alivia las molestias**—Si los pechos se cogestionan, molestan o duelen, puedes considerar alternar entre compresas frías y calientes; como también extraerte un poco de leche con las manos (las máquinas de extracción suelen prolongar el problema). También puedes considerar una ducha tibia, y extraer un poco de leche mientras te duchas (esto facilita la extracción manual).

**Extraer leche si es necesario**—Aunque prefiere y recomienda la extracción con las manos, hay casos y situaciones donde usar la bomba de extracción lo amerita (sigue tus instintos o preferencias). Lo importante es extraerse lo suficiente para que los pechos se sientan cómodos; y no demasiado tiempo, para no promover la producción de leche. La meta aquí es evitar cualquier problema en los pechos, como ductos tapados o mastitis.

**Hojas de repollo**—Esto es un remedio de las abuelas que sí funciona; ya que no solo ayudan a disminuir la congestión en los pechos, sino que también ayudan a disminuir la producción de leche.

**Usar medicamentos para aliviar las molestias**—Si los pechos están adoloridos, el tomar algún medicamento para el dolor, como ibuprofeno o acetaminofén ayudan.

**Medicamentos para reducir la producción**—En algunos casos el usar descongestionantes o anticonceptivos a base de estrógeno, ayudan a disminuir la producción, facilitando que se "seque" la leche.

**Remedios naturales**—Tanto la salvia como la hierba buena (en infusiones) se han utilizado para disminuir la producción durante el destete.  En caso de utilizar este remedio, se recomienda que se ingiera la infusión cada 8 horas (tres veces al día).

## Cuando se tiene sentimientos mixtos en cuanto al destete

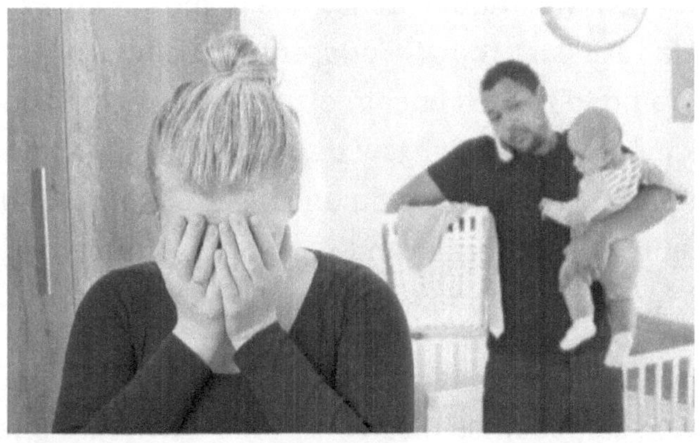

Muchas veces nos sorprende como madres o personas lactantes, que de un momento tener muchas ganas de destetar, o hasta aversión a la lactancia; una vez que el infante se desteta (o va camino al destete), comenzamos a tener sentimientos mixtos.  Esto es totalmente "normal"; mucho más si estamos practicando el destete mucho antes de lo que teníamos planificado, o de lo que habíamos pensado. También, el cambio hormonal que ocurre como resultado del destete (aun en el destete "gentil" y "gradual"), tiene que ver algo con estos sentimientos. Y sobre todo, la lactancia crea unos "lazos afectivos" con el infante tan fuertes, que pensamos que los vamos a "perder" con el destete.

Hay que tener en cuenta que cuando ocurre finalmente el destete, nuestra vida como madre o criador cambia.  Aquí muchas nos damos cuenta de que "la teta cura todo". Tendremos que aprender (si todavía no lo hemos hecho) a sustituir la "teta" por otros métodos de crianza y de disciplina.  Ya no habrá la "teta" para cuando se da un golpe, o para cuando está enfermo, o para cuando esta irritable; pero sí hay otras formas de manejar estas situaciones.

Durante el destete, también podemos esperar que el infante se encuentre más emocional e irritable que lo normal. Muchas veces estos no comprenden que está pasando, y al no poder verbalizar sus frustraciones, lo demuestran con su irritabilidad.  Este periodo suele ser temporero. Este es el momento de sustituir el pecho con mucho cariño, afecto, atención, consuelo, besos, abrazos, acurrucarnos, etc.

Las "recaídas" a la teta son también normales (es cuando el infante, después de pasar un tiempo sin pedir el pecho, de momento lo vuelva a pedir).  Estas "recaídas" se puede evitar o disminuir si evitamos que el infante vea el pecho (lo cual le recordara amamantar), como también haciendo difícil el acceso al pecho (ropa que no sea apta o cómoda para acceso al pecho).

Durante el proceso del destete, es esencial la intervención y participación del padre, pareja o criadores.  De esta forma, la transición es mucho más fácil, porque el infante no asocia la lactancia con los otros criadores (a menos que se practique la co-lactancia).

## Depresión luego del destete

En algunas personas el mismo proceso del destete puede causar en ellas depresión.  Por lo general, estos sentimientos de tristeza o de perdida son "normales" y se van con los días (máximo un par de semanas).  Esto ocurre mayormente por los cambios hormonales drásticos que ocurren luego del destete, como por ejemplo, una bajada en la hormona prolactina.  La prolactina, que ayuda a la producción de leche, también nos ayuda a sentirnos bien, y sentirnos relajadas.  Si el proceso de destete es muy rápido, los efectos hormonales tienden a ser más drásticos.

La depresión por el destete suele ocurrir más frecuente en personas que son forzadas a destetar, al igual que en personas que tienen un historial previo de depresión.  Sin embargo, aun en las personas que practican un destete gradual, o el infante tomó la iniciativa del destete, aun así, también se puede sufrir de depresión por el destete.

# La Aversión y Agitación en el Amamantamiento

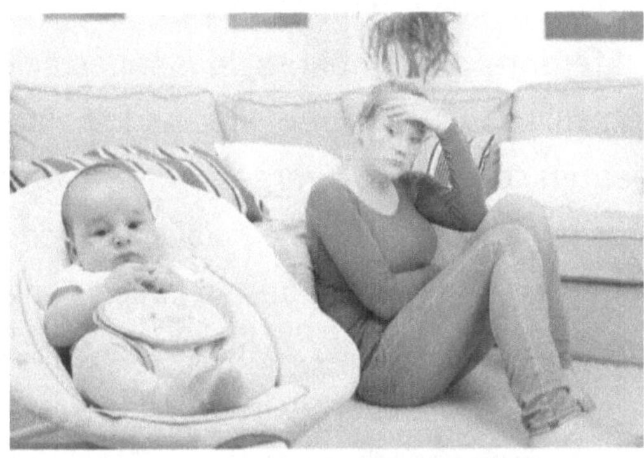

La aversión es un fenómeno que algunas madres o personas lactantes experimentan, que incluye sentimientos y pensamientos negativos mientras su infante amamanta.  Muchas dicen sentir en ciertos momentos "agitación", deseando remover al infante del pecho inmediatamente.  La persona muchas veces se sorprende, ya que la mayoría que padece de aversión le gustaría continuar amamantando.

**<u>Los síntomas de agitación mientras se amamanta son:</u>**

- Rabia
- Agitación
- Disgusto
- Irritabilidad
- Picor en el cuerpo
- Vergüenza y culpa (después)
- Querer escapar
- Querer para de lactar inmediatamente
- Sentirse atrapada
- Querer pellizcar al infante para que pare de amamantar

Estos sentimientos paran tan pronto se desprende al infante del pecho.  Cada persona puede tener un nivel de severidad diferente.  Sin embargo, la manifestación de aversión es similar.  Muchas personas no lo hablan, debido a que se sienten culpables y avergonzadas de tener estos sentimientos negativos, luchando solas con el conflicto interno de querer amamantar, pero a la vez, sentir aversión cuando se amamanta.  Muchas terminan destetando, en especial, cuando la aversión es severa (lo cual también las hace sentir culpables).  Para las madres o personas lactantes que sufren de aversión, estas sienten una necesidad extrema de desprender al infante del pecho, que no se le va hasta que este se desprende.

### ¿Qué causa la aversión a la lactancia?

No existen estudios científicos que investiguen las causas de la aversión.  Las posibles causas pueden ser:

**Hormonas**—Algunas dicen experimentar aversión cuando están en menstruación u ovulación; una vez pasa este periodo, la aversión suele dejar de ocurrir.  Esto indica que la causa puede ser hormonal.  También es común la aversión en embarazadas (los pezones se vuelven más sensibles).  Muchos piensan que la aversión es el mismo cuerpo sugiriendo el destete.

**Lactancia a término**—Muchas hablan de que la aversión comenzó cuando el infante era más grande, y ya no era un bebé que dependía totalmente de la leche.

**Sentirse que hay demasiado contacto físico con el infante** (*"touched out"*)—Muchas mencionan que lo que desencadena la aversión es cuando infante tocaba el otro pezón cuando amamanta (lo que cómicamente llaman "radio teta"). Esto usualmente lo reportan madres o personas lactante de trotones, que demandaban el pecho frecuentemente.

**Falta de sueño**—Muchas mencionan sentir periodos de aversión en las noches. El sueño es esencial para que funcione el cuerpo y la mente. Para algunos criadores, el despertar todas las noches 5-12 veces, y tener que funcionar al otro día como si nada, no es fácil; más cuando algunos infantes y trotones lo hacen por años (lo cual suele ser señal de un infante de alta necesidad). Esto puede agravar los síntomas de depresión, ansiedad, rabia, etc.

**Embarazo**—Durante el embarazo, la sensibilidad en los pezones, los cambios hormonales, junto con la necesidad de descanso, pueden causar aversión. Algunos piensan que esto es un mensaje fisiológico para el destete.

**Nutrición**—mientras que la nutrición de la madre o persona lactante no afecta la calidad de la leche; la producción de leche como tal requiere que esta ingiera suficientes nutrientes.  La aversión puede ser una señal de alerta, para que la madre o persona lactante cambie su nutrición.  Muchas que han pasado por periodos de aversión reportan que las siguientes vitaminas y minerales les ha ayudado:

> Magnesio
> Hierro
> Vitamina A
> Vitamina D
> Complejo de vitamina B

**Dolor**—La madre o persona lactante que sufre de dolor al amamantar, experimenta momentos de tensión durante el amamantamiento (multiplicado por las veces que el infante amamanta al día).  Esto puede causar aversión al amamantamiento.  En algunos casos, aun cuando se ha corregido el problema, la aversión continua.  Muchos piensan que la memoria del dolor permanece.

### <u>Manejo de la aversión a la lactancia</u>

Debido a que no hay estudios científicos publicados, el manejo que se recomienda viene de las recomendaciones de las propias madres y personas lactantes.  Estos son:

**Promover un buen agarre**—No solo en la etapa de infante, sino también en la etapa de trotón.

**Distracción**—Muchas encontraron alivio cuando se distraían (amamantar frente a otros; mirando el teléfono; leyendo un libro; viendo televisión; sosteniendo un cubo de hielo en la mano, etc.).  Se dice que la distracción cognitiva funciona, ya que al cerebro se le dificulta el llevar a cabo una actividad cognitiva, junto con el tener que manejar una emoción negativa.

**Dormir**—El sueño es importante para que la persona funcione bien, y tenga sanidad mental.  Se dice que la aversión es mucho más intensa cuando la madre o persona lactante está privada de sueño.  Lo ideal es contar con familiares o amigos que cuiden del infante o trotón, para que esta descanse.  Cuando esto no es posible, lo ideal es que la madre o persona lactante tome siestas siempre que le sea posible.

**Nutrición e hidratación**—Aquí podemos utilizar los suplementos que antes mencionamos.

## La introducción de alimentos complementarios y la lactancia

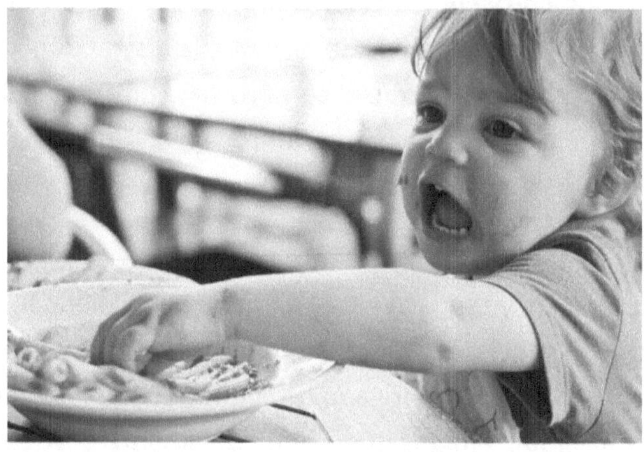

Muchos padres están confundidos de cuando es el momento ideal de comenzar los alimentos complementarios.  La Academia Americana de Pediatría (AAP) recomienda que la leche humana es el alimento primario los primeros 6 meses de vida.  Una vez el infante cumple sus primeros 6 meses, esta saludable, y muestra las señales de comenzar los alimentos complementarios, aun así, la leche humana continúa siendo la fuente principal de nutrición.  Por eso se recomienda dar primero el pecho, antes de los alimentos complementarios.

La función de los alimentos complementarios es añadir a la dieta del infante nutrientes adicionales provenientes de los alimentos, como proteínas, hierro y zinc.  Los criadores pueden hablar con el médico pediatra o con una consultora de lactancia u otro profesional de lactancia sobre cómo ir introduciendo los alimentos complementarios, como también ver las señales que demuestran si el infante está listo para los alimentos complementarios o no:

> ➢ Se puede sentar por si solo y sostener la cabeza sin ayuda
> ➢ Tiene control de la cabeza y el cuello
> ➢ Vira la cabeza cuando ya no quiere comer más
> ➢ Está interesado en los alimentos e imita a los familiares mientras comen
> ➢ Toma cosas con las manos y las lleva a la boca
> ➢ Ya no tiene el reflejo de empujar los alimentos hacia afuera de la boca con la lengua
> ➢ Ha comenzado a masticar
> ➢ Ya ha duplicado su peso al nacer

El que el infante comience con la alimentación complementaria no quiere decir que esto va a reemplazar la lactancia. La función de los alimentos es complementar (o añadir) a la lactancia y no reemplazarla. Por eso se le llama "alimentos complementarios". Se recomienda la continuación del amamantamiento junto con los alimentos complementarios por lo menos hasta el primer año de vida (o más).

La mayoría de los infantes comienza a "experimentar" con los alimentos complementarios a partir de los seis meses. Los infantes amamantados se alimentan a su propio paso. Debido a que la leche humana cambia de sabor de acuerdo con la dieta de la madre (o persona) lactante, la lactancia prepara de antemano al infante para la introducción de alimentos complementarios. También, las características de autoalimentación (BLW) que el infante

153

amamantado tiene (ya que no se le fuerza a tomar el pecho) son la base para la autoalimentación cuando se comienzan los alimentos complementarios, y por eso este método de alimentación les funciona a muchos criadores de infantes amamantados.

**NOTA:** No hay que precipitarse con la introducción de alimentos complementarios. Eventualmente cada infante dará las señales de cuando este esté listo.

**NO es necesario suplementar con leche de vaca la dieta de un trotón**

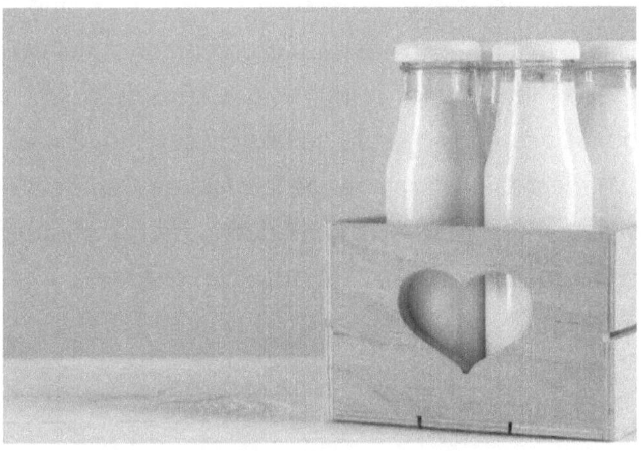

Muchas veces, especialmente en la visita del año, el pediatra "gradúa" trotón y les dice a los criadores que el infante está listo para leche de vaca.  Esto va en concordancia con el infante alimentado con formula, pero NO es necesario seguir el mismo patrón con los infantes amamantados.  La realidad es que si el infante pasado del año todavía lacta regularmente al pecho, no es necesario ofrecerle leche adicional (no es que no se pueda, pero no es necesario).  La leche humana es perfecta tanto para un recién nacido, como para un año, dos años y más.   Si al pediatra le preocupa la ingesta de calcio en la dieta del infante, entonces convendría mejor complementar la dieta del bebé con alimentos como el brócoli, espinaca, melocotón, ciruelas, granos, etc.

155

Son muchas las culturas y sociedades que no ofrecen ningún tipo de leche luego de que el bebé se desteta.  En sí, lo más importante de la leche no es el calcio, sino las grasas que la leche provee para el crecimiento del cerebro, en especial, durante los primeros dos años de vida.  Ya pasado los dos años de vida no es necesario ingerir o consumir lácteos.   Para el bebé lactado pasado del año, una dieta saludable y variada de nutrientes en conjunto con la lactancia proveerá al infante con todos los nutrientes que este necesita.

<u>**La transición de leche humana a otras leches**</u>

Como parte del destete, algunos criadores desean hacer la transición a otro tipo de leche (a menos que el infante sea mayor de 2 años, donde esto no sería necesario); o en casos donde la persona ha hecho un banco de leche extenso, que puede cubrir la necesidad de leche por un tiempo adicional luego del destete.

**Si el infante es menor de 1 año**—En estos casos, si no se cuenta con un banco de leche humana que pueda cubrir las necesidades del infante hasta que este cumpla sus primer año, entonces se recomienda que se haga la transición a la formula infantil.  Se debe discutir con el pediatra cuales alternativas de formula nos recomienda.

**Si el infante es mayor de 1 año**—En estos casos se puede hacer la transición a leche de vaca entera (si no hay alergias).  No se recomienda leche de vaca bajas en grasa, ya que las grasas son necesarias hasta los 2 años de vida, para el desarrollo y crecimiento del cerebro del infante.

En caso de que el infante sea alérgico, o no tolere la leche de vaca (o en casos que la familia prefiere no usar leche de vaca) entonces se pueden considerar bebidas sustitutas a la leche de vaca (el término "leche" para las bebidas sustitutas no es el apropiado, ya que no son leche, pues la leche proviene de los "mamíferos").

**<u>Entre las bebidas alternas a la leche de vaca están:</u>**

**"Leche" de Soya**—La "leche" de soya tiene aproximadamente la misma cantidad de proteínas que la leche de vaca (y también tiene el mismo potencial de alergias).  Sin embargo, la "leche" de soya no contiene suficiente calcio para cubrir las necesidades nutricionales de los infantes.  También está la preocupación del efecto de las isoflavonas en los productos de soya; y los efectos que estos pueden tener en el sistema reproductivo de los infantes.

**"Leche" de Almendra**—Entre las bebidas que se utilizan para sustituir la leche de vaca, la más popular suele ser la "leche" de almendra.  Este tipo de bebida se produce al remojar las almendras, en agua, luego molerlas y colar el producto resultado, resultando en la bebida o "leche" de almendra.  Sin embargo, la "leche" de almendra suele ser deficiente en la vitamina B12, como también es deficiente en proteína, si la comparamos con la leche de vaca; así que no suele cubrir las necesidades nutricionales del infante.

**"Leche" de arroz**—Esta bebida es otro sustituto a la leche de vaca; que suele procesarse en algo parecido a la "leche" de almendra.  Al ser la menos alergénica, suele ser la mejor alternativa cuando hay un historial familiar de alergias.  Sin embargo, los valores nutricionales de la "leche" de arroz es muy poco (a menos que se añadan aditivos y fortificadores), como también, no contiene grasas, las cuales son esenciales en el desarrollo y crecimiento del cerebro de los infantes durante los primeros dos años de vida.

**"Leche" de Cáñamo**—La "leche" de cáñamo suele ser una buena alternativa a la leche de vaca, ya que es una buena fuente de proteínas, magnesio, hierro y vitamina E; como también es la menos alergénica; siendo está bien tolerada por aquellas personas que tienen intolerancia o alergias a los lácteos, productos derivados de la soya, y productos derivados de los frutos secos (nueces).  La "leche" se hace de las semillas del cáñamo (cannabis); pero no causa los efectos de esta droga/medicamento.

**Leche de cabra**—La leche de cabra es similar en sus componentes a la leche humana, siendo esta una buena alternativa como leche de destete.  Lo único es que esta contiene lactosa, así que no es recomendable para quienes tienen intolerancia a la lactosa.  También es deficiente en hierro y en el complejo de vitamina B; así que de ser utilizada, habría que complementar con una multivitaminas que contenga estas vitaminas/minerales.

## <u>Haciendo la transición de leche humana a formula, leche de vaca o bebida que sustituye la leche de vaca</u>

Mientras que en la mayoría de los casos se puede hacer la transición tan fácil como cambiar de un tipo de leche a otra (de una alimentación a otra); en algunos casos, hay que hacer la transición de forma gradual.  La transición gradual consiste en "mezclar" con leche humana un poco de la otra leche o bebida, de forma que el infante se vaya acostumbrando al sabor de la otra leche.  En la mayoría de los casos, el infante no nota el cambio en sabor.  Poco a poco se va aumentando la cantidad de la nueva "leche", hasta que se hace la transición por completo.  Si el infante es mayor de 6 meses, se puede hacer la transición a vaso o tasa, y no a botella.

### Cuando el infante rechaza la formula o otras "leches"

A veces, aun cuando el infante está acostumbrado a la alimentación con biberón, rechaza el sabor de la formula (ya que está acostumbrado al sabor de la leche humana). En estos casos podemos hacer la transición de leche humana a formula, mezclando la leche humana con la formula en la misma botella, de forma que el infante se vaya acostumbrando al sabor.

- ➢ Se prepara la formula siguiendo las indicaciones de preparación segura.
- ➢ Se comienza mezclando un 75% leche humana con un 25% formula.
- ➢ Esta "mezcla" solo puede estar en temperatura ambiente por una hora; y en refrigerado se tiene que utilizar dentro de 24 horas.

# Referencias

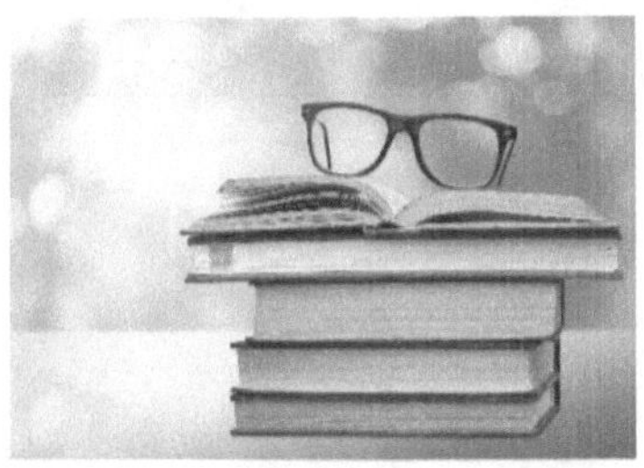

Comparing Weight-for-Length Status of Young Children in Two Infant Feeding Programs.
*Matern Child Health J, Dec 1, 2016*

Global trends and patterns of commercial milk-based formula sales: is an unprecedented infant and young child feeding transition underway?
*Public Health Nutr, Oct 1, 2016*

A Comparison by Milk Feeding Method of the Nutrient Intake of a Cohort of Australian Toddlers.
*Nutrients, Aug 16, 2016*

Infant and toddler nutrition.
*Aust Fam Physician, Dec 1, 2015*

Effect of iron supplementation on psychomotor development of non-anaemic, exclusively or predominantly breastfed infants: a randomised, controlled trial.
*BMJ Open, Nov 24, 2015*

Comparison of Food Intake Among Infants and Toddlers Participating in a South Central Texas WIC Program Reveals Some Improvements After WIC Package Changes.

*Matern Child Health J, Aug 1, 2015*

Food security for infants and young children: an opportunity for breastfeeding policy?

*Int Breastfeed J, Feb 23, 2015*

Infant feeding practices and food consumption patterns of children participating in WIC.

*J Nutr Educ Behav, May 1, 2014*

www.ingramcontent.com/pod-product-compliance
Lightning Source LLC
Chambersburg PA
CBHW031120250726
48655CB00004B/1782